抑郁
的 团体认知行为治疗

A Group Cognitive Behavioural Therapy Program for Depression

第 4 版

U0133207

原　著　Tian Po Oei

主　译　张宁　王纯

译　者　（以姓氏笔画为序）

王　阳　史　闻　成　颢　刘　淼　孙　聪　纪骁纹　杨　华

罗厚员　柳　娜　唐佃珍　曹瑞想　鲁淑红　谭雅容

单　位　南京医科大学附属脑科医院

人民卫生出版社

A Group Cognitive Behavioural Therapy Program for Depression
Copyright © 1996,2001,2005,2011 by Tian Po Oei
All rights reserved. No part of this book may be reprinted or reproduced or utilized in any form or by any electronic, mechanical, or other means, now known or hereafter invented, including photocopying and recording, or in any information storage or retrieval system, without permission in writing from the publisher.

图书在版编目（CIP）数据

抑郁的团体认知行为治疗/（澳）黄天宝主编；张宁等译. —北京：人民卫生出版社，2012.9
ISBN 978-7-117-16185-5

Ⅰ. ①抑… Ⅱ. ①黄… ②张… Ⅲ. ①抑郁障碍–认知–行为治疗 Ⅳ. ①R749.405

中国版本图书馆CIP数据核字（2012）第159167号

门户网：www.pmph.com	出版物查询、网上书店
卫人网：www.ipmph.com	护士、医师、药师、中医师、卫生资格考试培训

版权所有，侵权必究！

图字：01–2012–3650

抑郁的团体认知行为治疗

主　　译：张　宁　王　纯
出版发行：人民卫生出版社（中继线 010-59780011）
地　　址：北京市朝阳区潘家园南里 19 号
邮　　编：100021
E - mail：pmph @ pmph.com
购书热线：010-67605754　010-65264830
　　　　　010-59787586　010-59787592
印　　刷：北京铭成印刷有限公司
经　　销：新华书店
开　　本：787×1092　1/16　印张：11
字　　数：275 千字
版　　次：2012 年 9 月第 1 版　2012 年 9 月第 1 版第 1 次印刷
标准书号：ISBN 978-7-117-16185-5/R·16186
定　　价：33.00 元

打击盗版举报电话：010-59787491　E-mail：WQ @ pmph.com
（凡属印装质量问题请与本社销售中心联系退换）

在今年的第165届美国精神病学年会开幕式上，Aron Beck和Glen Gabbard对精神障碍心理治疗事业的发展进行了一次精彩对话，强调了心理治疗，尤其是认知行为治疗（CBT）在精神障碍康复中的重要地位和巨大价值。在这次会议上，在有关心理治疗的研讨中，CBT占有最大的比重，并设有专门针对精神科医生的CBT培训课程。心理治疗发展至今，CBT无论是在美国，还是在全世界，由于其结构清晰、操作性强、短程有效等优势，已成为在精神障碍治疗中使用最广泛的心理治疗方法。

从20世纪80年代我国心理治疗恢复以来，CBT在中国得到了迅速的发展，中－德、中－美认知行为治疗连续培训等为我国培养了大批CBT的专业人员；CBT现在已经成为获得最广泛接受及实际应用最广泛的治疗方法，在精神障碍的治疗领域中也积累了丰富的经验；产生了道家认知疗法、归因治疗等治疗方法；举办过两届中国认知行为治疗学术大会，2013年将在北京召开第3届全国认知行为治疗学术大会。2011年7月，在韩国首尔召开了第3届亚洲CBT大会，钱铭怡、李占江、张岚和张宁等中国代表参加了大会，介绍了CBT在中国的发展。钱铭怡教授和张宁教授受中国心理学会临床与咨询专业委员会的委托参加了亚洲认知行为治疗协会（ACBTA）成立筹备会，张宁教授被推选为ACBTA的执委，并获得了2015年亚洲CBT大会在南京的举办权。中国心理学会临床与咨询专业委员会认知行为治疗学组、中华医学会精神科学会认知行为治疗协作组及中国心理卫生协会心理咨询与治疗专业委员会认知行为治疗学组联合创建的CBT网站（www.CBTChina.com.cn）也将在今年7月正式启用。

虽然CBT在中国有了一定的发展，但与CBT应用的先进国家相比，规范化程度和治疗水平还相去甚远，团体CBT的应用更少。南京医科大学附属脑科医院医学心理科从2008年开始尝试用团体CBT模式治疗门诊和住院的抑郁症、焦虑症、强迫症患者。几年来摸索了一些经验，但同时也感到，心理治疗要适应医院的高效运转和广泛推广，需要和其他治疗方法一样，实现标准化、程序化过程，让治疗团队中的精神科医生、护士和心理咨询师均具有统一、简单、操作性强的思路和方案。

本书的作者Tian Po Oei（黄天宝）教授祖籍是中国福建，出生在印度尼西亚，现为澳大利亚昆士兰大学心理学院名誉教授、图旺医院CBT病房的创立者。他十分关注CBT在亚洲的发展与推广，倡导并促成了亚洲认知行为治疗协会（ACBTA）的成立，且当选为ACBTA的首任主席；他也非常热心于CBT在中国的推广与应用，每年都会到中国多个大学演讲及进行合作研究。我们在韩国首尔的CBT大会上得以与黄天宝教授相识，他推荐了本书。

本书是黄天宝教授以他在澳大利亚昆士兰大学图旺医院CBT病房的工作为基础写就的专门针对抑郁症团体治疗的方案。本书以8次会谈为主线，介绍了抑郁症团体CBT治疗每次会谈的目标、内容和具体操作方法,有的放矢、实用性强、言简意赅。我们认为这是目前中国精神障碍的心理治疗工作最需要的一类工具书。我们很高兴能有机会将它翻译介绍给国内的同道,希望能够借此机会共同推动CBT在中国的发展。

本书由史闻、唐佃珍、刘淼、纪骁纹、谭雅容、曹瑞想、罗厚员、鲁淑红和孙聪翻译,王纯、柳娜、杨华和成颢校对,最后由张宁和王纯进行了总校和统稿。为了进一步提高本书的质量,以供再版时修改,因而诚恳地希望各位读者、专家提出宝贵意见。

最后,感谢所有为CBT在中国发展作出努力和贡献的人。让我们继续携手,共创未来。

张 宁　王 纯

2012年5月于南京

1995年，图旺私立医院的CEO和我决定合作在医院开设认知行为治疗病房（CBT病房），该专科病房作为CBT团体治疗方法，只对门诊心境障碍和焦虑障碍患者开放。在当时的昆士兰州，还没有哪些专业团体是仅为抑郁和焦虑障碍患者开设的。因此，在当时（包括现在也是），CBT病房是独一无二的，作为仅有的专业设施，它专门为抑郁和焦虑障碍患者提供专业的团体CBT治疗。从那时起，CBT病房就一直存在，而且我希望，它能一直成功地开设下去。

从刚开始的时候，CBT病房就具有3个主要功能：改进临床服务、提高研究和教学的质量、临床训练。这三方面是相互支持、相互促进的，而且对于产出高质量的临床治疗证据是必需的。这些年来，我们坚持不懈地对患者实施高品质治疗。基于实践需要，第1版《心境障碍团体CBT治疗手册》于1995年著成。此后很多年，CBT病房对此手册进行了测试和试用。先前的数百名心境障碍患者对此手册的完善提出了有价值的意见。同时，诸多协助CBT病房运行的临床心理学家不仅在完善此手册方面，而且在最新的第4版的修订方面，都作出了巨大贡献。该手册非常清晰地阐明了团体CBT在CBT病房中运用的理念。考虑到这本手册对患者的可读性，所以要比写给治疗师的手册包含更多的信息。在治疗开始时，我们将该手册发放给患者。我们将该手册当做治疗指南，该手册不是处方治疗，不需要我们严格执行。但是，在治疗过程中，我们还是要遵循它的大致方向。很多患者评价，该治疗手册不仅在治疗过程中，而且在治疗之后，都是很有帮助的，他们将之作为一种重要的工具和资源来帮助处理其所遇到的问题。

很显然，在创设CBT病房以及编写手册时，有很多人提供帮助。首先，非常感谢图旺私立医院的管理层，尤其是现任CEO——Chris Gee女士、护士以及助理对CBT病房的不懈支持。其次，因为我也是昆士兰州立大学临床心理学的教授，感谢诸多的临床心理学专业研究生以及心理学院同僚在编写手册方面给予的极大帮助。再者，感谢数百名患者在完善手册方面作出的贡献。最后，感谢介绍患者到CBT病房接受专业CBT治疗的所有精神病学家以及精神卫生工作者们。如果没有以上所有人的帮助，CBT病房就不可能运行。因此，我非常感谢这些年来他们的支持与帮助。

在CBT病房进行的研究及训练项目也得到了澳大利亚研究理事会（ARC）、国民健康和医疗研究理事会（HN&MRC）以及其他精神卫生组织的基金支持。他们的支持更坚定了我们为患者提供卓越的临床服务的信念。在此，请允许我对于他们的支持表示感激。

这是一个开始于15年前的漫长的征程。当我经历着人生的高潮和低谷，特别是在经历高潮时，我非常清晰地知道，在这种漫长的过程中没有一点问题和错误是不可能的。虽然有很多人在此过程中提供帮助，但是最终，我要对此书负全责，请允许我对于此过程中以及此书中出现的错误表示歉意。

在此过程中，我贤惠的妻子——Elizabeth和我3个美丽的、已经长大成人的孩子——Kartini、Sebastian和Justiani，一直全力支持着我。在此，我要对我的家人表达我特别的感谢，谢谢他们无条件的支持，这个过程因为他们而具有特殊的意义。

黄天宝（Tian Po Oei）

2010年10月18日于北京

（曹瑞想 译 王 纯 校）

致 谢

非常感激下列人员在该书的准备过程中给予我的帮助：

Genevieve Dingle博士（心理学家）

Katie Thompson博士（心理学家）

Sara Olsen博士（心理学家）

David Walters博士（心理学家）

此外，还要特别感谢图旺私立医院CBT病房中所有患者和医护人员的帮助和支持！

目 录

第三次会谈 ··· 48

第四次会谈 ··· 70

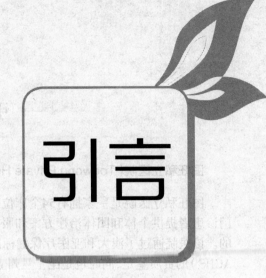

引言

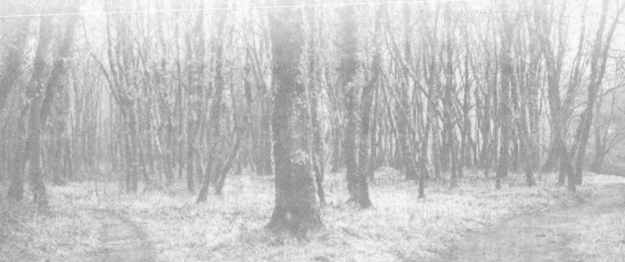

引　言

图旺私立医院(Toowong Private Hospital)

图旺私立医院是一家拥有54个床位的私立急性精神病医院,拥有一系列设备,为住院和门诊患者提供个体和团体治疗方案和服务,旨在为患者寻求最佳治疗方案,以达到改善之目的。该医院通过了澳大利亚医疗保健标准委员会(Australian Council on Healthcare Standard, ACHS)的资质鉴定,同时也是昆士兰州立大学认可的教学医院。

昆士兰州立大学精神病学系在医院设立的"Kratzmann教授"一职,促使医院在精神病治疗方面做得更加优异。

医院使命

"图旺私立医院旨在不断追求卓越,提供并保持优异的精神病诊疗服务,以促进居民精神健康和福祉为己任。"

治疗方案

根据患者的个体需要,该医院为急性住院患者以及参加短期治疗项目的患者提供治疗方案。患者只有经过担任图旺私立医院医疗委员会委员的精神科医生的同意才能收住入院,医疗委员会负责批准入院和承担临床责任。

该服务或治疗方案由各科的具有精神卫生专业知识的临床工作组共同商议决定,其中包括精神病学家、精神科主任医师、注册护士、心理学家、专业治疗师和社会工作者等。

医院提供有关具体治疗方案的细节,敬请垂询本院临床治疗处处长,电话:(07)3721 8055,也可以查询医院网站,网址: http://www.toowongprivitehospital.com.au。

关于CBT方案的序言

图旺私立医院发展了一系列具体的治疗方案,而认知行为治疗方案是其中的一种。

团体CBT方案旨在帮助患者关注其精神卫生问题、情绪易感性或认知和行为缺陷,学会运用方案中适当的治疗干预方法。通过教授与学习新的认知和行为技术,CBT方案致力于提高患者的症状管理能力和情绪稳定能力。

积极参与和实施自助的原则是整个治疗过程的一部分。所采取的管理方法目的在于降低疾病的复发率并帮助患者改善其生活质量。

一日治疗方案(Day Treatment Programme)

该方案设计为一日的治疗模式。一日治疗方案的目的在于使精神病患者的住院时间最短化。

一日治疗方案可能为:

1. 为就诊一天的患者提供确定的治疗干预方法。

2. 作为连续治疗的一部分,在住院一段时间后开始。

3. 作为连续治疗的一部分,在允许住院时开始以及在出院后继续。

该方案可能适用于以下几种情况:

√ 作为门诊或住院患者整体治疗方案的主体,单独使用。

√ 连接个体治疗和团体治疗时使用。

√ 过渡到其他治疗方案或团体时使用。

治疗性团体方案的最低标准

在以下情况时纳入本治疗方案:

·精神科治疗医生或医务人员的直接意见。

·和精神科治疗医生协商之后基层护士的建议。

·患者提出要求,得到精神科治疗医生的同意。

·进行评估之后,该方案的治疗师提出建议,并得到精神科治疗医生的支持。

时间结构

该治疗方案包括8次会谈,每周2次,一共4周。每次会谈5小时左右,其中包含休息时间。根据临床需要,追加的团体治疗要在这4周的基础上进行。

团体规则

为了使成员具有安全感,在团体工作时,需要遵循以下规则:

保密

团体内讨论的话题要保密并仅限于团体内。如果团体内成员被某人提出的问题所困扰,在不揭示提问者是谁的前提下,可以跟他们的医生、护士或者心理治疗师讨论这个问题。

投入

我们希望团体成员都可以完全投入。当成员选择不参与其中时,就要向他们解释:在团体治疗进行中,如果不参与,他们将会失去从活动和练习中习得经验的机会。然而,仅仅是出席或者倾听其他人所说也可能是建设性的,而且可以促使成员在之后的团体活动或咨询中的积极参与。

自由退出

我们当然希望团体成员在整个治疗过程中都留在团体内。但是,如果某一成员情绪太低落或者身体不舒服,他/她或许需要离开团体,也许是暂时离开,也许不再参与剩下的活动。如果是后种情况,就要报告给护士站,并通知分管的精神科医生。

评估

在治疗过程中要经常进行评估,这样,个体的需要就可以被识别出来并不断被满足。

对于组员是否适合团体治疗和一直参与,可以通过以下方法进行评估:

● 面谈。

● 自我报告测评量表。

- 自我监督。
- 观察。
- 进展笔记。
- 陪同下现场观察。
- 听取精神科医生和护士的意见。

通过以上评估方式收集数据,完成对团体过程和结果的评估。可以用上述个别的方法进行评估,也可以全部都用。

在这些过程中,鼓励患者向精神科医生和护士分享他们在团体中完成活动或练习的一些信息。对个体进展情况的评估是持续不断的,并要在每次会谈后进行归档。结果评估要通过治疗后评估和随访评估进行监督。

抑郁的团体认知行为治疗

治疗要素
治疗包括:
· 小型演讲。
· 团体讨论。

练习
· 角色扮演。
· 模仿。
· 发放讲义。
· 家庭作业。

每天计划安排

上午8:30—9:00	到场,签到(在每天计划接待桌处)。
上午09:00—10:15	**团体治疗会谈1(心理治疗师)。**
上午10:15—10:45	早茶(由医院提供)。
上午10:45—12:00	**团体治疗会谈2(心理治疗师)。**
中午12:00—01:00	午餐(由医院提供)。
下午01:00—01:30	**团体治疗会谈3:讨论/澄清/家庭作业(护士/心理治疗师)。**
下午01:30—02:00	**团体治疗会谈4:放松(护士/心理治疗师)。**

注意: 手册中的会谈材料和团体会谈中所包含的内容可能有所出入。然而,手册作为完成治疗方案的一个资源书,其目的在于提供一个可见的指导以及为团体讨论提供一个补充材料。在进行下一次会谈之前,你最好先阅读会谈的相关章节,复习并完成布置的家庭作业。

CBT治疗的目标

有3个主要的目标:

1. 尽可能快而且有效地控制抑郁情绪。
2. 尽可能长时间地保持良好心情。
3. 尽可能降低下次抑郁发作的严重程度。

期望的结果

完成治疗之后,团体成员将会获得以下技巧:

· 对他们自身的抑郁情况有更好的理解。
· 能够区分事件、思维、情绪和行为。
· 愈加清楚地认识到思维、生理(行为)和行为是如何影响情绪的。
· 能够分辨他们负性的、有害的认知,并学习处理它们的新的认知及行为技巧。
· 控制和管理抑郁情绪的能力愈来愈强。
· 有能力运用认知和行为技术来减少复发。
· 学会处理压力,提高生活质量。
· 对自己更仁慈和宽容。

(曹瑞想 译　王纯 校)

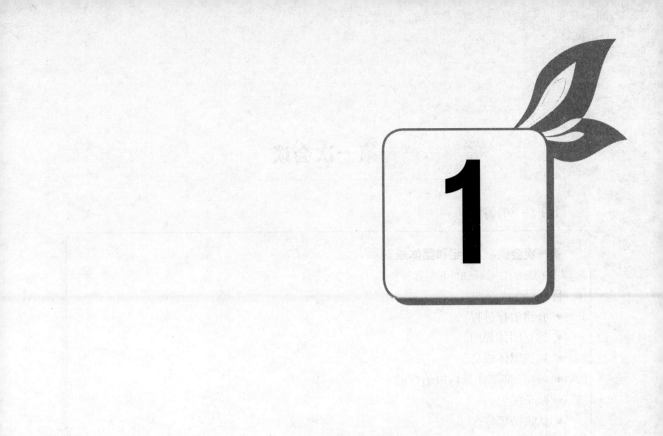

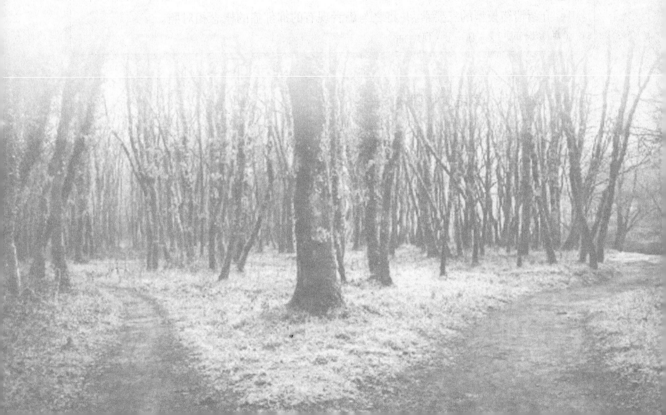

第一次会谈

上午8：30,签到。

第一次会谈a 介绍和团体规则
（9：00-10：15 am）：
目标：

- 介绍治疗进程。
- 建立团体规则。
- 认识团体成员。
- 希望：抑郁症是可以治疗的。
- 赋予能力。
- 认识抑郁症。

（上午茶时间 10：15-10：45 am）

第一次会谈b 情绪三要素与改变的动机
（10：45-12：00 pm）：
目标：

- 介绍情绪模型的三要素,并将之与患者现有的抑郁症的概念相对照。

（午餐时间 12：00-1：00 pm）

第一次会谈c 家庭作业/团体作业
（1：00-1：30 pm）：

- 想象练习：第一天。
- 自我报告评估。

第一次会谈d 放松
（1：30-2：00 pm）

介绍和团体规则

治疗持续4周,共8次会谈。每次会谈大约上午9点开始,下午2点结束。每次治疗中,由一名心理治疗师带领2个团体治疗部分,由一名护士或心理治疗师带领团体作业和放松部分,早茶和午餐时间也包括在内。

建立治疗过程中的团体规则,以便尽可能有效地利用时间。规则包括:

1. 尽量减少抑郁症状的讨论

团体讨论并不是为了讨论问题,而是为了探寻解决问题的办法。通过讨论学习新的信息和技巧,帮助应对并管理你的抑郁症。在团体中学习应对方式并获得支持。治疗是以技能和任务为取向的。成员间互相帮助,促进健康交流和提升应对技巧以日渐康复。

2. 相互支持

避免批评他人,给予积极的反馈。

3. 给每个人平等的机会

鼓励每个人提问题。每个成员都应该有表达的机会,谈谈自己的想法、疑问及困难,更重要的是学会新的思维方式和技能。

4. 保密

他人的隐私必须得到尊重。除团体之外,希望你不要与其他人谈论私人信息。

5. 积极参与

希望你尽可能地多参与进来。参与越多,收获越多。正常情况下,在第二次治疗之后就不会再有新成员加入团体。

治疗理念

团体认知行为治疗(GCBT)的主要目的是促使个人在治疗过程中及其后,能够积极地处理自己的抑郁症。这种积极、自助而非消极"治疗"的理念体现于教育和训练。团体成员接受有关疾病本质的教育以及如何运用各种技术的指导。这样,即使没有治疗师的持续支持,他们依然有知识和策略来进一步管理他们自己的问题。

GCBT的理念有以下几个特点:

◇ **自助**。
◇ 鼓励团体成员在管理自己的问题中扮演**积极主动的角色**。
◇ **理解精神疾病及其治疗**。
◇ **问题与疾病**。
◇ **控制与治愈**。
◇ **自我赋能**。
◇ **自主权/责任**。

"治愈" 概念的危险

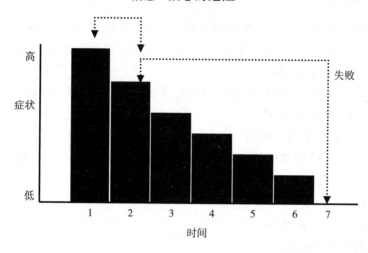

管理抑郁症的钥匙在你手中，
而非外界。
换句话说，
你才是掌控你自己问题的关键，
而非其他人。

因为……

在这个世界上，**你**比任何人都更清楚你自己的问题。

你是从早到晚都必须和自己的问题生活在一起的那个人。

你能够更好地控制你自己的思维、行为和情绪。

你是从治疗中获益最多的人。

你有管理你自己情绪的权利和义务。

你能够提升你的自尊和自我效能。

> *抑郁是一种可以被控制的状态，*
> *而且，*
> *抑郁的成功控制取决于你。*

春季大扫除

CBT旨在检验和改变你的思维与行为。我们用春季大扫除来打比方,以便你能更好地理解。

把你的**思维**想象成你住了一辈子的**房子**。经年累月,你的房子里积累了一些东西(如你的信念和态度)。

现在,这些东西(**想法**)让你的房子(**头脑**)变得非常**拥挤**——他们填满了房间,以至于你无法使用,甚至都无法经过这些房间。在某些房间里,可能有些东西你再也不想看见。你无法在这样的房子里舒舒服服地居住。这些信念像垃圾一样挤满了你的房子,让你体验到负性情绪带来的痛苦。

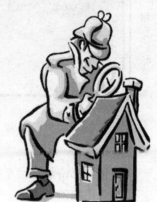

在治疗中,你将要对这所心灵之家中的每间屋子进行**春季大扫除**,检查内容、管理或者"处理掉"这些垃圾。我们将按照一系列程序进行,看看如何实施这些步骤。

- 打开**门窗**——打开房子里每个房间的所有门窗,看看里面都有些什么。
- 检查**内容**——在你的头脑中还有哪些想法会引发问题。
- 列份**清单**——整理并列出所有的东西。写出所有的信念/想法,找出他们如何相互联系并分类。
- 评估**内容**——衡量这些想法的价值,想想你是不是想将他们留在这所房子里。
- **丢掉**垃圾——一旦你决定要扔掉哪些东西,你就能丢弃、分解或管理它。
- 维持**整洁**——坚持做清洁工作以保证新的信念和行为成为习惯并得以保持。

抑郁: 类型和分型

复发性和慢性抑郁障碍的发展进程

复发性抑郁症:
反复发作抑郁症。发作间歇期正常。

双重抑郁症:
在至少持续2年的心境恶劣的基础上叠加抑郁发作。

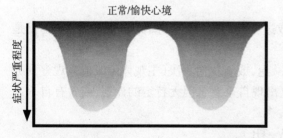

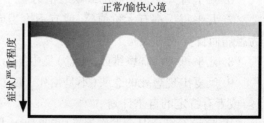

慢性抑郁症:
至少持续2年的抑郁发作。

双相 I 型障碍
一次或多次躁狂发作或混合发作。

11

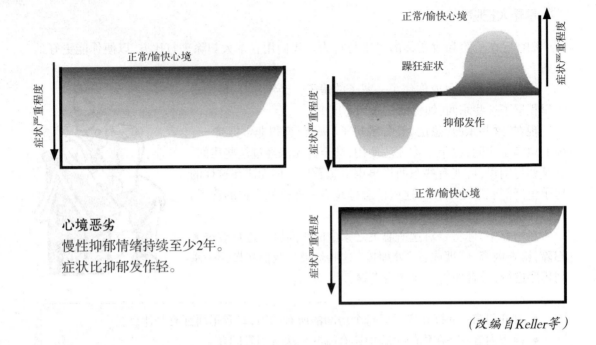

正常/愉快心境

症状严重程度

正常/愉快心境

躁狂症状

症状严重程度

症状严重程度

抑郁发作

心境恶劣

慢性抑郁情绪持续至少2年。

症状比抑郁发作轻。

正常/愉快心境

症状严重程度

（改编自Keller等）

抑郁发作诊断标准（DSM Ⅳ-TR）

A. 在连续的2周内有5项（或更多）下述症状，呈现出原有功能的改变，其中至少有1项症状是①情绪低落或②兴趣丧失或无愉快感。

注：不包括明显躯体情况所致的症状，或与心境不协调性的妄想或幻觉。

1. 几乎每天大部分时间都情绪低落，主观体验（如感到悲伤或空虚）或他人观察到（如流泪）。注：儿童和少年可以是易激惹。

2. 几乎每天大部分时间对所有的或几乎所有活动的兴趣或愉快感显著减低（主观体验或他人观察到）。

3. 没有节食时体重明显下降，或体重明显增加（例如，一个月内体重变化超过5%），或几乎每天都有食欲减退或增加。注：儿童则为未达到应增加的体重。

4. 几乎每天都有失眠或睡眠过多。

5. 几乎每天都有精神运动性激越或迟滞（不仅主观感到坐立不安或迟滞，而且他人能观察到）。

6. 几乎每天都感到疲倦或缺乏精力。

7. 几乎每天都有无价值感，或有不恰当或过分的内疚（可达到罪恶妄想的程度；不仅是为患病而自责或内疚）。

8. 几乎每天都有思维或（注意）集中能力减退，或者犹豫不决（主观体验或他人观察到）。

9. 反复出现想死的念头（不是怕死），反复出现自杀意念但无特定的计划，或者有自杀未遂，或者有特定的自杀计划。

B. 症状不符合混合发作标准（参见DSM Ⅳ-TR）。

C. 症状引起具有临床意义的苦恼或者社交、职业或其他重要功能的损害。

D. 症状不是由于物质（如成瘾药物、处方药物）或躯体情况（如甲状腺功能减退）的直接生理效应所致。

E. 症状不能用哀伤反应(即失去亲人的反应)来解释,症状持续2个月以上,或存在显著的功能损害、病态地沉浸于自己无价值感、自杀意念、精神病性症状或精神运动性迟滞。

心境恶劣障碍诊断标准(DSM Ⅳ–TR)

A. 一天的大部分时间存在情绪低落(主观体验或他人观察到)的天数比没有情绪低落的天数多,至少已2年。

注: 儿童和少年可以是易激惹,持续时间至少1年。

B. 抑郁时存在2项(或更多)如下症状:

1. 食欲减退或增加。

2. 失眠或睡眠过多。

3. 精力不足或疲倦。

4. 自我评价过低。

5. 注意难以集中或犹豫不决。

6. 绝望感。

C. 在2年中(儿童和少年为1年),不存在A、B项的时间不超过2个月。

D. 在最初2年中(儿童和少年为1年),不存在抑郁发作,即症状不能用慢性抑郁发作或抑郁发作部分缓解来解释。

注: 可能先前有过抑郁发作,但在心境恶劣障碍发生之前已完全缓解(无明显症状已2个月)。此外,在心境恶劣障碍发生2年后(儿童和少年为1年),可能附加抑郁发作,此时应作出2个诊断。

E. 从未有过躁狂发作、混合发作或轻躁狂发作,从不符合环性心境障碍的诊断标准。

F. 症状不是发生于慢性精神病性障碍,如精神分裂症或妄想性障碍的病程中。

G. 症状不是由于物质(如成瘾药物、药物)或躯体情况(如甲状腺功能减退)的直接生理效应所致。

H. 症状引起具有临床意义的苦恼或社交、职业或其他重要功能的损害。

标明:

早发: 21岁以前起病。

晚发: 21岁或21岁以后起病。

标明(最近两年的心境恶劣障碍):

非典型特征。

情绪三要素

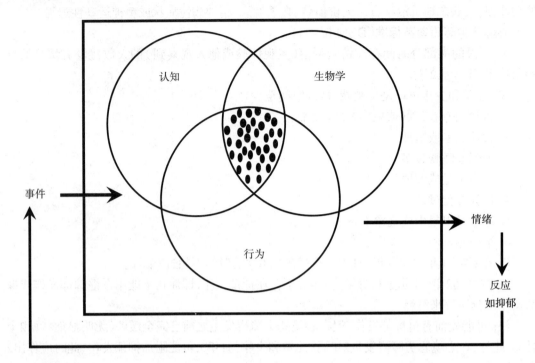

认知包括:
- 自我陈述
- 想象
- 思维

有些认知是:

内容
- 意义
- 价值
- 期望
- 规则
- 信念
- 需求/指令
- 态度

过程
- 最大化/最小化
- 情感推理
- 非逻辑性结论
- 自动思维
- 非逻辑性思考

行为包括:
- 你做的事情
- 你的动作
- 所有紧张和放松的状态

生物学包括:
- 脑生化

14

- 生理（如血氧、二氧化碳、血糖）
- 身体（如心率、血压）

与情绪相关的常见错误

事件 $\longrightarrow$ 情绪反应
如抑郁

以一元化的方式去看待你身处的情境或事件与你的感受之间的关系，认为"抑郁就这么发生了"，这是不准确的。区分出那些可能导致你抑郁的认知、行为和生物学系统会更有帮助。

举例来说，当灾难发生（事件），你可能会以过分消极的方式去解释它们（认知系统）；与其尝试去处理它，你更可能逃避（行为系统）；或者你的脑生化及激素会失去平衡，导致抑郁状态（生物学/生化体系）。

> 谨记：
> 在CBT中，你将学会如何区分事件、想法、情绪和行为。
> 你会逐渐认识到思维、生理（生物学）和行为如何影响情绪。
> 你将学会如何辨别消极和有害的认知，并学会用认知和行为的技巧来管理它们。
> 如此施行，你控制和管理抑郁的能力将日益增强。

抑郁是可以治疗的

对于抑郁来说，治疗的任务是增加状态好的阶段的频率和时间：

> 与其因症状而抑郁，
> 不如问问自己：
> "我能做些什么？"

> 用系统化的方法来应对
> 抑郁，使之得以控制

抑郁是我们能应对得相对较好的事。

我们对于抑郁症治疗的认识，举个例子，可以和对艾滋病治疗的认识相比。相对于艾滋病的治疗，我们更加了解抑郁症的治疗。我们知道药物和心理治疗都能够帮助我们（尽管我们需要更多地了解心理治疗的种类，如认知行为、家庭治疗……）。

艾滋病/癌症　　　　　　　　　　　　　　抑郁症

0　　　　　　　　　　　　　　　　　　　　　100%
尚无已知的治疗办法　　　　　　　　　　　　　能够治疗

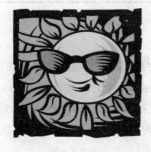

15

抑郁症的循证治疗

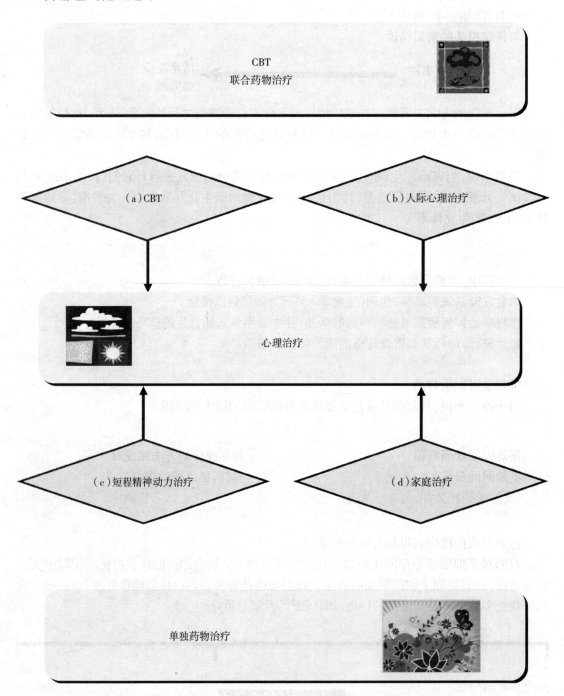

CBT
联合药物治疗

（a）CBT

（b）人际心理治疗

心理治疗

（c）短程精神动力治疗

（d）家庭治疗

单独药物治疗

认知行为治疗（CBT）

CBT是被研究最多的心理治疗形式，它被证实对一些疾患有效，其中包括焦虑和抑郁。精神障碍患者有着适应不良的思维（功能失调性认知）和行为（如逃避引发焦虑的刺激情境、回避有价值的行为）模式，该治疗在这一理念的基础上形成。通过理解和改变这些模式，个体有可能会产生积极的心理功能改变，能够更好地控制其症状。

CBT的主要目标

认知/行为

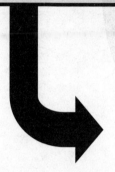

识别无益的思维/行为
CBT的目标之一是促进识别负性或灾难性思维。这些想法往往在个体面临问题、压力情境、回忆过往重要事件时产生。问题是这些歪曲的认知会引发痛苦的情绪甚至躯体不适感。

改变无益的思维/行为
自动思维主要基于错误的逻辑和(或)错误的推理,CBT治疗程序的步骤之一即为帮助个体认识到并改变这些认知错误(歪曲)。团体参加者需要学会如何识别认知错误并使用这一技能进一步发展更理性的认知风格。

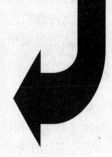

识别并最终修正无益的图式
CBT的终极目标是帮助患者意识到适应不良的潜在图式。图式是作为基本"规则"工作的认知结构(思维集合),这一认知结构影响着我们解释从外界环境获得的信息。图式与核心信念相关,它可能是适应良好的,也可能相反。在适应不良的图式中,患者将被授予识别并调节有问题的图式和核心信念的方法。这是CBT治疗中更高级、更复杂的阶段。

认知的不同层面
认知存在于**不同的**层面:
- 认知与很多广泛的问题相关,如生命的意义、我们的社会或我们生活的社区。
- 它也可能存在于更私人的层面上,比如我们的家庭或我们自身。
- CBT将帮助我们识别并评估在管理日常生活和抑郁时的信念的效能。
- 认知也可能与特定的行为或行动有关。

17

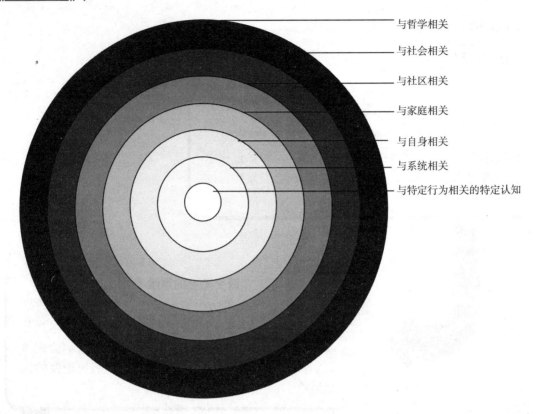

与哲学相关

与社会相关

与社区相关

与家庭相关

与自身相关

与系统相关

与特定行为相关的特定认知

行为

改变无益的行为,打破恶性循环

　　负性自动思维常伴有适应不良的行为(如逃避、无助、退缩),这些行为只会让情况更糟。在焦虑和抑郁障碍中,通常都会有认知、情绪和行为的恶性循环。

　　CBT的治疗目标正是通过认知和行为的技巧打破这种循环,你将学习如何系统地运用这些技术来帮助你积极地做决定以达成改变。

　　这也是CBT为什么能够以提供一种保护性机制的方式工作,从而有效减少焦虑症和抑郁症复发次数。个体因此学会了面对和处理那些容易导致疾病复发的因素。

药物治疗

　　药物治疗以尽可能快地控制抑郁症状为目标。

　　最常见的药物治疗是抗抑郁药物治疗,它们基本能够减轻抑郁症状。通常会使用一些选择性5-羟色胺再摄取抑制剂(如SSRIs、SNRIs),它们可以有效地帮助控制抑郁和焦虑症状。

　　然而,也有人会对药物治疗的意义表示担忧。这主要与药物副作用有关,担心药物依赖和与"必须吃药"相关联的污名。虽然有些担忧并非空穴来风,但有必要强调的是,如果药物的种类和剂量能够按照要求定期地进行监督和评估,那么药物治疗不失为一条减轻和控制抑郁症状的有效途径。

大部分药物副作用都与药物的使用剂量有关(例如,大剂量更有可能引发副作用)。另一方面,非常小的剂量也有可能会产生极小的副作用。不过,如果剂量过小,可能无法有效控制抑郁症状。

因而我们需要找到症状控制与可接受的副作用之间的平衡。这就是说,我们要尽可能地控制好症状,同时将副作用保持在能接受的水平上。

药物: 定期评估

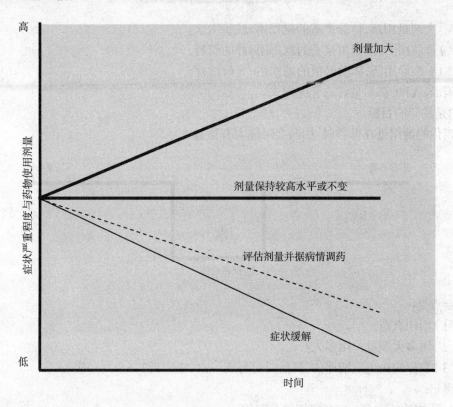

定期评估能帮助有效控制症状(如避免长期使用大剂量药物或随症状加重而加大剂量)。

平衡症状控制与副作用

用药原则即找到症状控制与可接受的副作用水平间的平衡。

我们的任务是找到正确的平衡点(下图中的粗线)。你需要问自己"用什么药物? 我应该用多少? 使用多久?"为了回答这些问题,你需要请你的医生/内科医生/精神科医生对你的用药情况进行评估。多久进行评估一次取决于你和你的医生。千万不可以在没有评估的情况下长期使用药物。抗抑郁药物有很多种,找到对你有效的那一种。

还有一点也很重要,不要在尚未咨询医生的情况下自行停药。当你想要改变你的用药状况时,一定要先询问你的医生的意见。这是最有效且安全的调药方式。

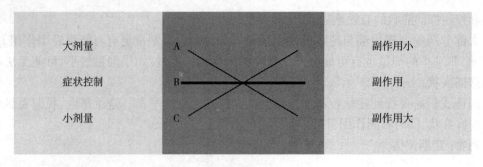

A）大剂量用药,体验严重的副作用=代价太大。

B）适量用药,体验可接受的副作用=好的管理。

C）小剂量用药,体验轻微的副作用=无效治疗。

因而,A和C都不是好的管理方式。

B是我们的目标。

当你的情绪处在低谷时,用药会对你大有裨益:

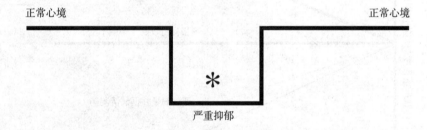

要点是:

（1）用什么药?

（2）用多大剂量? 用多久?

（3）和你的医生定期评估（开始时可每周一次,稳定后3~6个月一次）。

谨记:

● 药物治疗对多达80%抑郁患者有效。

● 多达50%的抑郁患者在自行停药的情况下会复发。

同时,你也要记住,你的问题并不仅仅是生理问题,也是心理问题。单独使用药物对于治疗心理问题来说是不够的,特别是从长远来看。心理治疗,特别是CBT,能够帮助你。

在抑郁症治疗中,药物结合CBT治疗显示出有效性。

你和医生定期评估用药水平极其重要。这对维持控制抑郁症状和药物副作用之间的平衡至关重要。

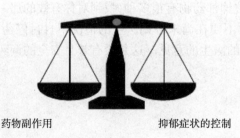

药物副作用   抑郁症状的控制

关键: 控制抑郁症状和可接受的副作用间的平衡。

和你的精神科医生/全科医生商谈用药情况的评估。

药物信息

考虑到找到药物副作用和抑郁症状的控制之间的平衡点如此重要,你可能想要了解一些抑郁症治疗中常用药物的已报告出的副作用。

药物的常见副作用

三环类抗抑郁药	苯二氮䓬类药物 (更多用于焦虑障碍)	SSRI (选择性5–羟色胺再摄取抑制剂)和 SNRI(5–羟色胺和去甲肾上腺素回收抑制剂)
心脏问题 高血压,可伴头晕不适 镇静(困倦) 便秘 尿潴留 体重增加 血糖增高 性功能改变 口干 用药过量所致视物模糊	长期使用有依赖的可能 疲乏、困倦、镇静 肌无力 肠胃不适 尿滞留 体液滞留 射精/高潮延迟 *撤药反应:* 易激惹 耳鸣 头痛 失眠	肠胃不适(如恶心、腹泻) 失眠 震颤、头晕 嗜睡 紧张、坐立不安 头痛 性功能障碍 多汗 *撤药反应:* 胃部不适 流感样症状 头晕 多梦

抗抑郁药的制剂与用量

组别	商品名	剂型	起始每天用量	常规治疗用量
阿米替林	盐酸阿米替林及其他	每片10、25、50、75、100和150mg,每胶囊25和20mg,每瓶10ml,10mg/ml	25~75mg	150~300mg
丙米嗪	盐酸丙米嗪及其他	每片10、25、50和100mg,每胶囊75和150mg,每安瓿20ml,25mg/ml	25~75mg	150~300mg
多塞平	多虑平及其他	每胶囊10、25、50、75、100和150mg,10mg/ml溶液	25~75mg	150~300mg
去甲替林	去甲替林及其他	每胶囊10和25mg,10mg/5ml溶液	20~40mg	75~150mg
地昔帕明	去甲丙米嗪及其他	每片25、50、75、100和150mg,每胶囊25和50mg	25~75mg	75~200mg
曲米帕明	三甲丙米嗪	每片25和50mg	25~75mg	75~300mg
氟西汀	百忧解	每胶囊10和20mg,液体制剂	20mg	20mg
安非他酮	载班	每片75、100和150mg	100mg,一天2次;或75mg,一天3次	450mg

续表

组别	商品名	剂型	起始每天用量	常规治疗用量
舍曲林	左洛复	每片50和100mg	25~50mg	50~250mg
帕罗西汀	赛乐特	每片20mg	20mg	50mg
氟伏沙明	兰释	每片50和100mg	50mg	100~300mg
文拉法辛缓释剂	怡诺思	每片25、37.5、50、75、100和150mg	75mg	75~225mg
米氮平	瑞美隆	每片30和45mg	30mg	30~90mg
依他普仑	来士普	每片10mg	10mg	10~30mg
西酞普兰	喜普妙	每片20mg	20mg	40~60mg
度洛西汀	欣百达	每片30和60mg	30~60mg	30~120mg

抗抑郁药的药理特征

镇静作用	抗胆碱作用
高	高
阿米替林	阿米替林
曲米帕明	丙米嗪
多塞平	曲米帕明
米氮平	多塞平
中	中
丙米嗪	去甲替林
去甲替林	
氟伏沙明	低
	地昔帕明
低	
地昔帕明	极低
氟西汀	氟西汀
安非他酮	安非他酮
帕罗西汀	文拉法辛
文拉法辛	舍曲林
舍曲林	帕罗西汀
度洛西汀	氟伏沙明
依他普仑	度洛西汀
西酞普兰	米氮平
琥珀酸去甲文拉法辛	依他普仑
	西酞普兰
	琥珀酸去甲文拉法辛

　　总之,我们简单探讨了一些与抑郁症的化学(生物)体系相关的用药问题。这些问题你的精神科医生也向你做过说明。

　　这一章的余下部分将涉及其他的两个体系:情绪–认知体系和行为体系。在治疗中,你将学习识别负性或破坏性的思维及信念以及如何改变、放弃它们。

另外,你将学习改变你的行为,例如提高一天中愉快事件的质量与数量。

"你"和"事件/其他"

你手握有效管理抑郁的钥匙。

别扔掉这把钥匙

我们都有"做"的能力,但不知道什么时候,我们却失去了这能力。对你自己的健康重新负起责任至关重要。很多人对自身之外和无法掌控的东西太过执迷。获得你想要的任何东西的那把钥匙在你手中,而非在别人手里。最根本的是,要相信这把钥匙在你手中,它是你自身的一部分,不是身外之物。

可能你会认为在事件和你的抑郁之间有种直接的联系,不过通常并不是这样的。

无论何地,不管我们做着什么,总有事情在我们身边发生。事件影响到认识,从而影响到行为,并和生理(生物学)相互作用。当认知、行为和生理相互作用时,我们的情绪就会受到影响。事件(外部的东西)是引起你问题的很小的因素,大概只起到20%的作用。

记住,事件只是事件,更多的时候他们不受我们控制。如果你把问题都归因于事件,那么你可能希望有所改变的是事件本身。然后,这些事件并没那么容易被你操纵。因而你很可能无法成功掌控事件发展,进而无法管理好你的抑郁。

改变的顺序

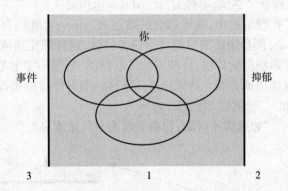

这三个有关你的圆环十分重要,改变的最有效方式是首先改变你自己,特别是你的思维。
改变的优先顺序是:
1. 首先是你自己。
2. 然后是你的情绪。
3. 最后是事件。
首先关注你能为自己做些什么。情绪或感受是这个链条中的最后一个环节。

尤其重要的是区别事件和情绪,且不要一味地关注情绪——它们很重要,不过它们不是链条的首个环节。

为了你自己而做:不是为了让你的搭档不再烦你,不是为了让你的老板更喜欢你一些,或者为了让你的父母理解你。

当头脑中出现特定的场景或规则时,如"人们必须喜欢我,不然我会很可怜",两种思维错误即呈现出来:

第一,依赖外部事件带给你快乐(你将你的快乐置于别人的手中,依赖他们让你感觉良好)

第二,认为所有的人必须都爱你。可是,并不是所有的人在所有时候都会爱你。

事件 ⟶ 比如,别人的所说所想
对情绪和症状起到20%的影响作用

你 ⟶ 比如,你自己的所说所想所为

(认知、生理、行为) 对情绪和症状起到80%的影响作用

过去的事情无法改变,但我们的回忆可以改变

我们可以从重要的负性事件(如中风、强奸)中提取些东西,并改变我们关于该事件/有关该事件的回忆的认知。

举个例子:

中风后,最初的负性反应("整个世界都坍塌了")可随着时间的推移,被另一个积极的理解("我的世界改变了,但还没有坍塌")所代替。

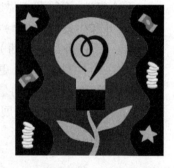

经历这样一个事件给了我们一个改变的机会。事件带来的所有影响都驻扎在记忆里,而记忆是可以改变的。

"不能或是不愿"

人们常说"我不能"。这无助于抑郁症的治疗,因为"不能"意味着什么事都做不了。举例来说,如果你坐在椅子上并告诉自己"我不能起来",你就不会尝试想办法站起来。从认知上,你就关闭了你的大脑,不再探寻解决问题的途径,这样也就失去了希望。在行为上,你也停止了尝试,不再为自己站起来承担责任。

然而,如果你说"我想站起来,我可以尝试站起来"……可能你会跌倒,不过终将成功。我们不能作出任何保证,而且站起来可能也会伤害到你,这些都充满挑战和困难。如果你需要得到保证,那么出于对跌倒的畏惧,你就不会采取行动。想想小宝宝是怎么学习走路的——小宝宝摇摇晃晃、跌跌撞撞地走路。这同样适用于你征服抑郁症的历程。

不要再说"我不能"。试试说"我会"。

"如果你不行动,你将会成为一只渡渡鸟*。"

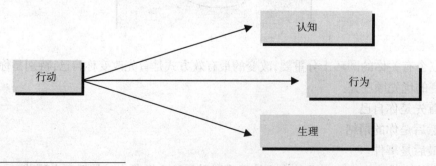

---

* 译者注:渡渡鸟意为愚蠢之人、落伍的人。

24

不管何种情境或者内部系统导致了抑郁,你总要去做些事情。

所以,"为所当为"。

"行动"是什么意思?

这并不仅是行为意义上的"行动",而是对"行动"的认识的转变以及生理上的行动(如用药)。

为了控制行为,你需要学会渐渐觉察到自己的想法和计划,以此来掌控自己的思维。这需要在认知和行为上都"行动"起来,从而影响到你的抑郁症状。

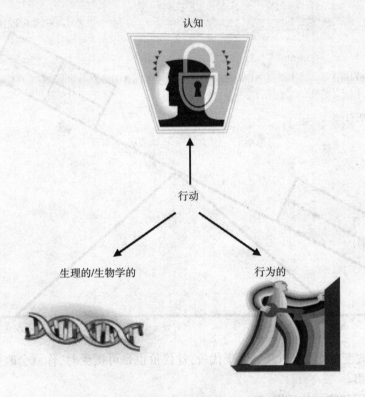

认知

行动

生理的/生物学的   行为的

记住: 如果不采取行动,就成为了渡渡鸟。

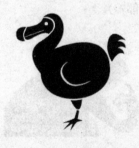

理解代价的重要性

有时,虽然你知道该做些什么或者做什么最好,但是仍然不去做那些应该做的事。

主要的原因是这么做的代价太高了,而你还没有准备好付出这些代价。

有哪些代价?

· 情感的

- 经济的
- 生理的
- 关系
- 心理的
- 生物的
- 努力
- 时间及其他

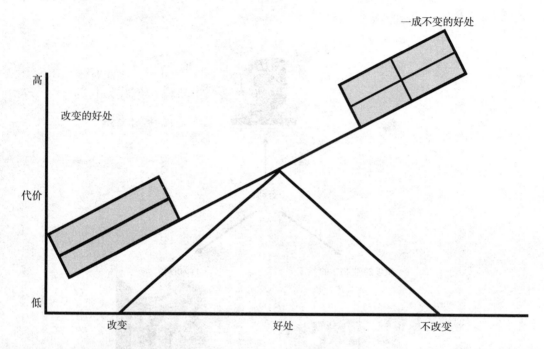

代价——改变的好处：当好处大于代价，且代价也是可接受时，你就会改变，开始去做那些必须要做的事。

可能的原因和唯一的原因

一旦出现问题，我们自然会问"为什么"来试着理解问题，防止同样的问题再次出现（如问：为什么我会中风？为什么我抑郁？）

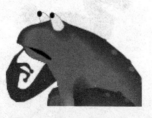

✧ 问"为什么"很自然，然而找寻那个为什么的答案（所谓唯一正确的答案）就不那么寻常了。

✧ 问题常常都很复杂，我们一针见血地找到那个答案也不太可能。

✧ 不过，不知道那个答案并不意味着对于出现的问题你什么也做不了。我们在不知道为什么的情况下也做了很多事。比如，我们不知道阿司匹林是怎么起效的，但是我们知道它能帮助减轻疼痛、降低体温。我们对大部分药物的起效机制都一无所知,不过我们知道他们有用。

❖ 如果你要一直等待找到问题原因的那一刻,最终你可能陷于"分析瘫痪"。不管你是否知道原因,你仍然需要行动起来。那个唯一的答案从来不是主要的,它不过是个干扰。重要的是行动起来——行为的"行动"、认知的"行动"和生理的"行动"。

❖ 所以,很多原因都可能导致某些事情发生(如失业),并且每一个原因都足够充分。或许只有你的老板知道为什么,不过他也不可能告诉你。

❖ 关键是不要犯两个逻辑错误: 你的问题只有一个真正的原因——那个唯一的答案; 你必须知道这个原因才能解决问题。

问题与解决办法

问题思维模式
如"我有个问题——我的问题
太糟糕了"

问题解决思维模式
如"是的,我有个问题——我能做
什么呢?"

可能的原因和唯一的原因

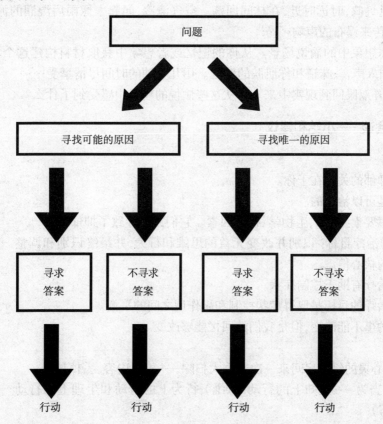

作业——想象

尽可能舒服地坐在椅子上。这是个想象训练——越放松,你的想象力工作得越好。

闭上双眼,想象你……

……在你的车里,以每小时120km的速度行驶在高速公路上。你瞥了一眼后视镜,看见一辆警车在你后面!

- 你有什么感觉?
- 你想到了些什么?
- 你会做什么?

……现在,想象你又看了看后视镜。随着那辆车渐渐驶近,你发现你刚刚犯了个错误。它不是警车,只是辆出租车。

- 你有什么感觉?
- 你想到了些什么?
- 你会做什么?

当你纠正了原来的想法后,注意你的感觉发生了变化。这是思维影响感受的好例子。或许你能想到一些其他的例子。

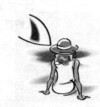

现在,再次放松,想象你……

……躺在一片美丽的沙滩上。沙子印出你身体的形状,你躺在那里,身心完全放松。阳光温暖舒适,你感到一阵微风轻抚你的肌肤。你闻着大海的味道,耳畔阵阵浪花轻拍海岸,不远处时时传来声声鸥鸣……

……在林间漫步。时值清晨,空气微湿。阳光透过繁茂的树叶洒下,周围的一切都绿油油的。你听见鸟鸣,时远时近,在林间回荡。空气清冷,闻起来像雨后湿润的泥土。伴随你的脚步,远方传来瀑布的声响……

……在你想象中的愉悦场景。从你的记忆或者想象中获取材料构建这个场景,直到它渐渐清晰。加入声音、味道和你肌肤的感觉。用几分钟的时间尽情享受……

现在,睁开双眼回到现实中来。你从这些愉悦的场景中感受到了什么?

第一次会谈——小结和建议

小结

- 解决抑郁的关键在于你。
- 抑郁是可以治疗的。
- 情绪三要素:认知、生物学、行为因素。它们共同导致了抑郁。
- CBT的治疗目标:识别并改变无益的思维和行为,并最终识别和调整无益的核心信念。
- 药物治疗有助于控制症状。
- 药物治疗的目标是取得症状控制和副作用之间的平衡。
- 过去的事不能改变,但是我们的回忆能够改变。

建议

√ 给你心灵的每个房间来一次春季大扫除——检视内容,丢掉垃圾。

√ 为所当为——认知上的行动(思维)、行为上的行动和生理上的行动(用药)。

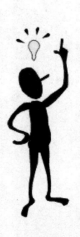

√ 无论你是否知道真正的原因，你都要为所当为。

家庭作业——第一次会谈

1）我们建议你练习今天学到的想象训练。

家庭作业小建议

团体只是你全部生活中的一小部分。因而，为了能让这些你在课程中学到的东西充分发挥作用，你需要在团体活动以外的时间里进行练习，比如家庭活动。

不采取行动，你就会成为一只渡渡鸟。

付出和获益

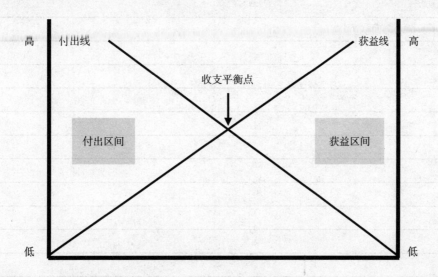

开始时一点点的获益需要我们付出很多，不过，随着时间推移，付出的将会减少，直到不断地付出小小一部分我们就能收益颇多。

不做作业的可能原因，如：

1. 我不理解。

2. 我不知道怎么做。

3. 我担心我会做错。

4. 什么都帮不了我，所有尝试没有任何意义。

5. 现在做作业我感觉糟透了/伤心/心烦。

6. 我没这精力、欲望和动机做任何事情。

笔记

_____

_____

_____

_____

_____

_____

（史闻 译　王纯 校）

第二次会谈

第二次会谈a　行为–掌控和快乐

（9：00–10：15 am）：

目标：解释活动在治疗抑郁中的重要性。

※ 总结和回顾第一次会谈的内容，其中包括确认理解和完成家庭作业。关于这些内容和家庭作业的小组反馈。

※ 介绍抑郁症中行为的作用的概念。强调行动的重要性，增加恢复的机会。

※ 掌控和快乐的概念。

（上午茶时间 10：15–10：45 am）

第二次会谈b　行为–自助活动

（10：45–12：00 pm）：

目标：介绍并解释自助行为的目的是增加活动、愉快事件及掌控感。内容包括：

※ 活动安排——每天通过制定一系列想要参加的活动项目清单，尝试用活动来填满一天的每个小时。活动安排从最简单的活动开始依次到最困难的，同时检查每一项活动的完成情况。

※ 任务分级——将任务分解成更易于管理的几个部分。

※ 体育锻炼——可以起到镇静和改善情绪的作用。大多数人发现带着低落心情去锻炼是件很困难的事。因此，将体育锻炼确立为日常作息表中的一部分是非常重要的。

※ 抑郁的人变得失去生气的原因之一是他们很难作出决定。对患者的问题决策进行讨论。

（午餐时间 12：00–1：00 pm）

第二次会谈c　家庭作业/小组作业

（1：00–1：30 pm）：

这部分，要求团体成员完成自己日常安排的活动。

第二次会谈d　放松

（1：30–2：00 pm）

行为成分: 行为活动

抑郁的3个共同特征:

※ 疲乏感。

※ 满足感缺失。

※ 对活动缺少兴趣,并且体验不到快乐感(快感缺失); 所以,不再做以前经常做的事,
　 与过去的事脱离。

※ 脱离了自我和他人。

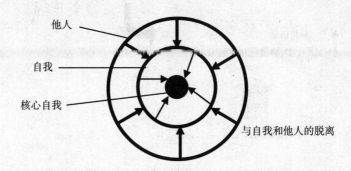

你可能找不到任何可以让你感到高兴的事情去做。该如何去克服呢?

※ 通过服用药物作用于神经递质(大脑里的化学物质)。

※ 相信你的想法是没有问题的。

※ 相信你的行为是没有问题的(与活动衔接起来)。

抑郁的循环

抑郁

症状:

疲乏感

快感缺失(没有兴趣、高兴不起来)

退缩

缺乏动力

积极强化

(享受和满意度)

社会支持

无助感

(缺乏控制)

参与活动

(社交、愉悦感和控制力)

有证据表明CBT的**行为**成分对于抑郁的恢复有重要作用。

行为成分涉及逐渐增加活动的水平。这会帮助你减少抑郁对日常生活的影响。

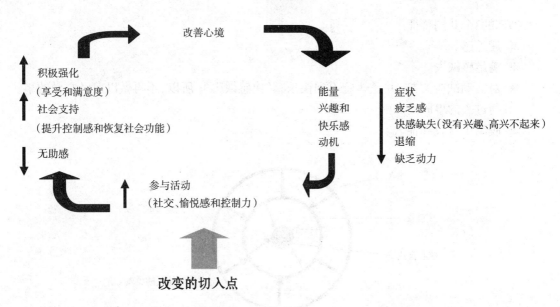

恢复的循环

改善心境

积极强化
（享受和满意度）

社会支持
（提升控制感和恢复社会功能）

无助感

能量
兴趣和
快乐感
动机

症状
疲乏感
快感缺失（没有兴趣、高兴不起来）
退缩
缺乏动力

参与活动
（社交、愉悦感和控制力）

改变的切入点

抑郁的早期治疗目标是增加每天的活动量。增加功能活动常常会带来心境的好转。

三种途径可以帮助提高行为功能水平：

※ **安排活动。**

※ **愉快事件的安排。**

※ **任务分级。**

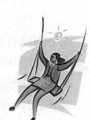

安排活动

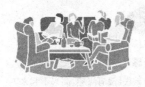

帮助你增加活动数量并且使计划的事情重新变得重要，做一些对你来说不错的事情。每天早上醒来，你可能在想——今天我能为自己做的一件美好的事情是什么？

在计划你的一天时，可以考虑以下两种类型的活动——

A活动=你不想做，但又不得不做的事。

B活动=你想做，但不是不得不做的事。

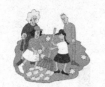

你一定想在A活动和B活动之间取一个平衡，而不是让一天填满A活动，试着专门增加一些B活动，因为这是利己的一种形式（但记住时机很重要）。

活动在与抑郁的对抗中是有用的：

1. **社会交往**中，你感觉到被需要、被尊重、被理解、被赞赏、被接受（例如，与快乐的人在一起；有人对你所说的内容表现出兴趣；想到你喜欢的人；与朋友在一起的快乐）。

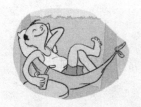

2. **控制性活动**会让人意识到自己是有用的、有能力并且独立的个体（例如，以自己的方式完成一件事；计划或安排一些事；把工作做好；学习新事物）。

3. **愉快的活动**的本质就是让人愉快（例如，放声大笑；放松；吃得好；吃健康饮食；做一些你爱做的事或者近来已经放弃的一些事；畅想一下美好的未来；欣赏美丽的风景；享受祥和和宁静；晚上睡个香香甜甜的觉）。伴随这些活动的情绪通常和抑郁是不相容的。例如，你很难在感到抑郁的同时开怀大笑。

"饼干罐子"活动

※ "饼干罐子"活动非常简单，你可以把每天的各种活动汇集为一个"惊喜"。

※ 安排"惊喜"的活动是非常有用的。

例如，计划表中的周三下午的2点（见45页）可能显示"去饼干罐子找活动做"（例如，去花园静坐10分钟）

※ 这些是没有"成本"的活动，比如拍拍你的猫。你可能想偶尔地安排一次更昂贵或特殊的活动。

※ 如果你在做决定时遇到麻烦，饼干罐子活动会特别有用→这种方法罐子将会作出决定，你的任务就是要做这件事。

※ 你的大脑里可能有一个规则，就是"如果你百分之百地不想做这件事，它就是不值得做的"。也有你想做但你并不是百分之百愿意做的事。期待你自己很容易做一个艰难的行为是不现实的。这就是所谓的非黑即白思维，你将在此项活动中学着减少这种思维。

※ 当你已经尝试了一种B活动，反思一下。

–在活动过程中或活动后，你有没有感觉到任何的不同？

–你认为自己以后可能尝试一个饼干罐子里的惊喜活动了吗？

你正在做的是一个重新训练你去再喜欢一些事情的过程。这可能会花一些时间，但去尝试一些即使可能让你感觉不舒服的活动也会比待在屋子里什么都不做要好得多。

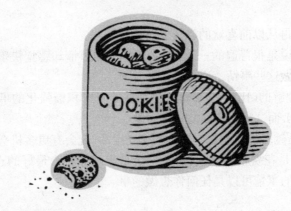

做与抑郁抗争的计划和活动的理由

※ **承诺**——为接下来的一个星期制订一个计划，制定一个关于你想要怎样去度过下一个7天的明确的陈述或者协议。作出承诺会帮助你作出选择，以确定（事情的优先顺序）优先事项，并理清头绪。

※ **无法作出决定**——决策困难是抑郁患者面临的一个核心问题。通过制订计划作为解决这个问题（决策困难）的第一步。

※ **保持平衡**——制订一个计划能方便你检查必须要进行的活动和真正想做的事之间的平衡。保持这样的平衡对于控制抑郁是一个非常重要的目标。

※ **向前看**——一个清晰的计划能帮助你向前看,分析一下这个过程中是否有什么问题需要解决。比如,如果想在某个下午拜访一位朋友,你可能需要使用家庭汽车。做计划最重要的作用是展望未来,然后进行任何安排都是以贯彻这个计划为目的的。

※ **抵制要求是很容易的**——因为知道自己想做什么以及什么时候去做,你将处于一个更有利的地位,以抵制那些占用你的时间并与你的计划相冲突的要求。

※ **控制**——越坚持你的计划,你将会获得越多的控制感。

※ 没有一个人能够完成他所有的计划,所以允许把部分完成作为成功。即,目标是成功完成60%~80%,而不是100%。

※ 当你规划活动时,描述好你将开展的活动的类型——而不是你将完成多少(这经常受到不可控因素的影响,如不速之客、天气等)。

※ 追求成功比成功本身更有价值。

※ 每天晚上——写一个明天的计划。当有一个计划跟进时,人们通常能更好地发挥。

愉快事件列表

你发现自己很难再从以前喜欢的事情上获得快乐吗?

这对抑郁的人来说是很普遍的——做过去很享受的事情却感觉快乐不起来。不幸的是,很多人因此而停止去做这些事情。

同时,这是可以理解的(比如,更多地去做那些给自己积极强化的事,更少地做产生消极结果的事是人的天性),而这最终与恢复背道而驰。

简单地说,给自己越多的机会获得快乐和享受生活,就会有更多机会挑战负面的人生观。

愉快的事不一定是花费很多金钱,也不一定是很难做到。最好的选择是从一些简单和容易的事开始。快乐的事情可以是任何你想做的事。

你能做什么?

行动上——安排快乐的事做很重要,不管你的预期快乐的水平是多少。这关系到完成的准则,暴露在潜在的积极事件环境中能够挑战你的负性世界观。

认知上——众所周知,抑郁时体验愉快的能力可能会下降。尽管如此,人们还是有机会体验到较轻的愉快感。这涉及改变原来的"应该"体验到的感觉期望。

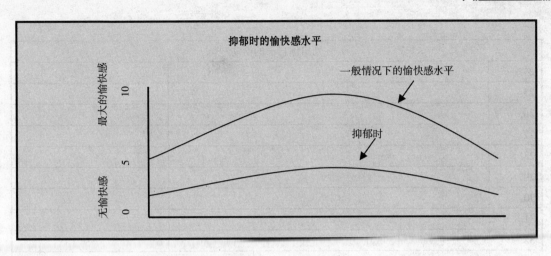

练习——认知和行为的快乐活动建议

阅读这些建议并在你下周想采取的建议后打勾。

	事件 一些建议的行为活动	
1.	和一个朋友通电话	
2.	倾听大自然的声音	
3.	呼吸新鲜的空气	
4.	冥想	
5.	赤脚走路	
6.	哄一个宠物	
7.	和朋友们共进午餐或者喝杯茶	
8.	在花园里干活	
9.	沐浴阳光	
10.	睡一个懒觉	
11.	做我业余爱好的事	
12.	去丛林散步	
13.	跟着音乐一起唱	
14.	读报	
15.	修道	
16.	购物	
17.	制作小吃	
18.	看电视	
19.	做手工艺品	
20.	看以前拍过的照片	
21.	练习深呼吸	
22.	闻一种花香	
23.	大笑	

	列出你自己的活动	
24.		
25.		
26.		
27.		
28.		
29.		
30.		
31.		
32.		
33.		
34.		
35.		

	事件 一些建议的认知活动	
1.	想念喜欢的人	
2.	展望未来美好的事	
3.	解决问题,填字游戏,九宫格游戏	
4.	讨论运动话题	
5.	回忆一件过去幸福的事情	
6.	为未来设置一个切合实际的目标	
7.	想一下自己的优点	
8.	思考有帮助的想法	
	列出你自己的活动	
9.		
10.		
11.		
12.		
13		
14.		
15.		
16.		
17.		
18.		
19.		
20.		

选出几个可能的,或想出一些自己的活动,选择其中之一并把它付诸行动。

你将什么时候做呢?

_____

_____

有其他人参与吗?

_____

_____

你需要做什么准备吗?

_____

_____

在这里写下你的计划:(你可能会发现下面的时间表有用)

_____

_____

□ 在进行每一项活动的前后记下你的快乐水平(0~100%的乐趣)和掌控水平(0~100%的掌控),并记录在几天和几周的活动中,这些值是怎样变化的。

每天活动安排

小时	星期一	星期二	星期三	星期四	星期五	星期六	星期日
早上5点							
早上6点							
早上7点							
早上8点							
上午9点							
上午10点							

续表

小时	星期一	星期二	星期三	星期四	星期五	星期六	星期日
上午11点							
中午12点							
下午1点							
下午2点							
下午3点							
下午4点							
下午5点							
下午6点							
晚上7点							
晚上8点							
晚上9点							
晚上10点							
晚上11点							
晚上12点							

注: 在早期阶段的目标是简单地按照时间表来做——而不是一定要体验到症状缓解(如改善情绪)

任务分级

当你感到抑郁的时候,有些活动会显得太重大或者太复杂而难以应付(例如要去杂货店买东西、打扫房子、看书)。

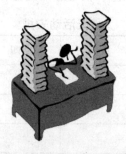

因此,应避免去做这些活动。随后活动水平的下降会对病情恢复产生反作用(即做得越少,感觉越糟糕)。

任务分级是一个使复杂的任务显得更易于管理的好方法。

方法
1. 把复杂的任务分解成小步骤。 2. 选择你有信心来实现的"最大的一步"去做。 3. 完成这一步后,客观评价自己的努力/结果。 4. 逐渐增加步骤的数目或者每个步骤的复杂度,直到你能够满意地完成整个任务。 **注: 在每一步和最后的结果中发现成功。**

例如: 修剪草坪

组成内容: 检查是否有燃料、把燃油加入割草机、清除院子里的碎片、修剪草坪、清空剪下的草、清洁割草机。

分级任务计划举例:

1. 星期三: 购买燃油。

2. 星期五: 清除院子里的碎片。

3. 星期六: 割前院的草。

4. 星期日: 割院子两侧和后院的草坪。

5. 星期二: 清洁割草机。

运动——开始做吧!

运动有镇静的作用,而且可以改善情绪。在你的活动安排中包含一些锻炼身体的活动是非常有用的。

锻炼身体在生理上的好处包括:

◆ 缓解肌肉紧张。

◆ 释放被压抑的心情。

◆ 增加血液和大脑的含氧量,提高警觉性,使注意力更易集中。

◆ 刺激产生内啡肽,增加人的幸福感。

◆ 消耗体内的应激性化学物质(如肾上腺素和皮质醇)。

◆ 改善循环,促进消化,调节血糖。

◆ 降低胆固醇水平及血压。

运动的人也会注意到以下心理方面的好处:

◆ 增加健康感。

◆ 减少对乙醇和毒品的依赖。

◆ 减少失眠。

◆ 改善注意力和记忆力。

◆ 减轻抑郁症的症状。

◆ 能更好地控制焦虑情绪。

◆ 提升自尊。

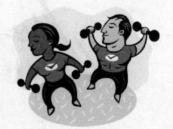

然而,大多数人抑郁时很难进行身体锻炼。

因此,为了帮助你开始锻炼,下面有一些提示:

◆ 使运动成为你日常生活中规律及固定的部分。

◆ 安排固定的时间进行锻炼。

◆ 如果情绪低落,尽可能做一些简单的运动。

◆ 每天进行不同类型的运动。

◆ 加入一个运动团体,或者和一个朋友一起锻炼。

◆ 做运动时鼓励一下自己、奖励自己。如果你错过了一两天的锻炼,不要难过。

◆ 设置一些现实的短期和长期的锻炼目标。

日期	锻炼时间	运动类型	运动之前的感觉	运动之后的感觉
例如 9月11日	15分钟	在小区散步(大约1000m)	抑郁情绪80% 焦虑情绪30%	抑郁情绪50% 焦虑情绪20%
星期一				
星期二				
星期三				
星期四				
星期五				
星期六				
星期天				

记住: 为所当为!

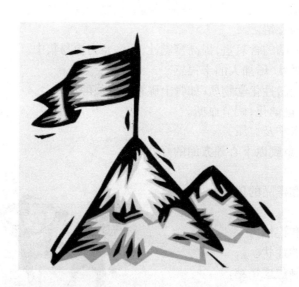

问题判别

如果有什么事情是构不成问题的,别让它变成问题。以下是判断是否是问题的标准:

1. 频率——多久一次?

2. 持续时间——发生时间持续多久了?

42

3. 严重程度——发生的时候有多严重?

4. 代价——生理上、心理上、人际关系、经济上等。

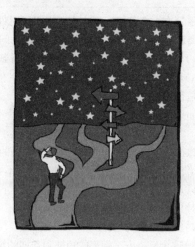

记住,我们总是基于当时得到的信息及时作出最好的决定。如果进一步的信息在后来获得,决定会随之修改或作出相应改变。无论如何,通过结果来判断决定的对错是错误的。远见和事后诸葛亮是两回事。

问题解决

生活中有那么一些时刻,我们面对工作、家庭、健康等中的问题感觉压力巨大。

我们很难一下子解决所有的问题,尤其是在我们感到抑郁时。这段时间,人们通常感觉他们做决定的能力减退,担心他们的问题就是他们所能做的一切。

然而,当处在担心的状态时,并不能集中精力去寻找方法来解决问题。更糟的是,这会增加你的抑郁水平。

这是因为人在担心时,开始从消极和无能的角度来想问题,并且增加原来的焦虑水平。

因此,解决的办法就是停止担心,并试着从另一个不同的角度去看你的问题。

问题解决是一种应用于这段抑郁时光的有效技术。

就像其他任何引进到这个计划里的技术一样,这个技术似乎显得复杂,并且在开始时需要花费大量时间。但在日常情况下应用得越多,未来花费的时间就会越少。更重要的是,你将会越来越不抑郁。

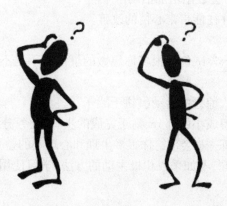

问题解决的9个步骤

步骤	细节
1. 下定决心去解决一个想要处理的问题。	尽管在大多数情况下人们不得不同时处理一个以上的问题,试着通过隔离和关注某个问题去设置优先解决的问题。 a)以"需求"定义问题。即,你想要看到什么发生?尽可能的具体一些。 b)问题和解决方法会很明显地涉及其他人吗?如果这样的话,需要决定是否要通过以下步骤一起做工作。
2. 分解问题。	如果这个问题很复杂,把它分解成一个一个的小部分。
3. 挑选其中的一部分先去做。	
4. 头脑风暴。	想出尽可能多的不同的处理这个问题的方法。 给自己自由去支配,并且在这个阶段不要判断或评估你的想法。 只是记录下来。
5. 考虑各个方法的可行性。	对于每个解决方案,记录如下: a)解决方案的利弊。 b)这个解决方案带来的短期和长期的结果。 c)你尝试这个解决方案的意愿程度。
6. 决定出一个解决方案。	在第5步权衡所有的信息。
7. 计划行动过程。	即你需要做什么、实施方法、怎样实施以及实施时间。
8. 实施行动计划。	
9. 评估解决方法的有效性:	这个方案能解决这个问题吗? 如果不能,你现在需要收集更多信息。 关于这个问题,这些能告诉你什么? 这不是真正的问题吗?还是别的什么事情是问题吗? 有没有其他的可能更有效的解决方案?

第二次会谈——小结和建议

小结

※ 对抑郁的人来说,相当普遍的是: 在做过去喜欢的事情时明显地体验到快乐感降低。

※ CBT的行动部分常会逐渐增加活动水平。

※ 行为功能的改进往往能带来心情的改善。

建议

¤ 安排日常活动——尝试包括很多你想做的事情而不是不得不做的事情(比如愉快的事)。

¤ 在日程安排中加入惊喜的活动("饼干罐子")。

¤ 将复杂的任务分解成小的部分、易于完成的步骤(任务分级)。

¤ 有规律地体育锻炼——会带给你很多生理和心理上的益处。

¤ 与其担心你的问题,不如采取积极主动的方法,学习使用解决问题的策略。

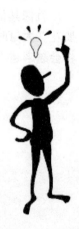

家庭作业——第二次会谈

1)建议填写日常活动计划表,并尝试贯彻计划的活动。

2)试着每天至少做一个"饼干罐子"活动(如下)。

3)尝试将一些复杂的任务分解为较小的和较易操作的部分(用任务分级技术)。

4)开始(或继续)有规律地锻炼身体。

在这里记录你有关家庭作业的计划/想法:

_____

_____

_____

_____

_____

_____

_____

_____

_____

_____

_____

_____

_____

_____

_____

_____

_____

_____

_____

_____

_____

_____

_____

作业练习

饼干罐子: 让人惊喜的奖品

把一张纸剪成10条左右。在每个纸条上,写一个愉快的活动,这些活动要做起来比较省钱、便捷、高效。可供选择的愉快活动有: 吃自己特别喜欢的食物; 与宠物或动物一起玩; 读一本杂志; 从事业余爱好; 让一个朋友或伴侣来帮你按摩。

把所有纸条装到一个罐子里。每天,当你有大约30分钟的空闲时,从罐子里挑一个纸条并照着这个纸条上写的活动去做。完成后,花一点时间来想想你的感受以及在做这个活动时的感受。

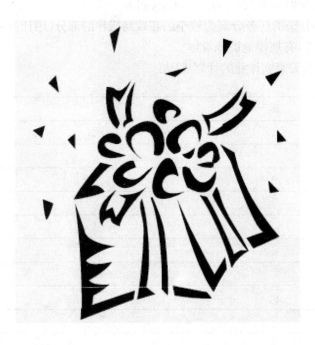

笔记

_____

_____

_____

_____

_____

_____

_____

_____

_____

_____

_____

_____

（唐佃珍 译 王纯 校）

3

第三次会谈

第三次会谈a 认知Ⅰ

（9：00-10：15 am）：

目标：回顾行为的重要性，并介绍认知的概念及其在抑郁症中的作用机制。

◎ 总结第二次会谈的内容，确保团体成员已经领会并完成了家庭作业。收集团体成员对于第二次会谈内容和家庭作业的反馈。确保活动的"个人化"，每个人都能从中获得最大收益。

◎ 通过对第一次会谈内容的回顾重新引入认知焦点（即三因素模型；认知和认知歪曲的解释，包括自动思维）。然而，这个阶段的重点放在对认知功能失调及其对情绪的影响上。

（上午茶时间 10：15-10：45 am）

第三次会谈b 认知Ⅱ

（10：45-12：00 pm）：

目标：开始识别需要改变的特定认知。

◎ 图式——可通过将其类比为"路线图"和"放大器"来理解这个概念。讨论过去的记忆是通过何种方式产生影响的以及它是如何与现在的图式和随之产生的问题相联系的。

◎ 介绍并解释认知重构记录——每个成员记录下自己参与的活动和当时的想法。

（午餐时间 12：00-1：00 pm）

第三次会谈c 家庭作业/团体作业

（1：00-1：30 pm）：

◎ 在团体中，所有成员要完成一次认知重建记录的过程，并把家庭作业添加到活动日程表和"饼干罐子"练习中。

第三次会谈d 放松

（1：30-2：00 pm）

认知

"认知"是描述大脑内发生的某些过程的一个一般性术语,通常会包括信念、想象、价值、规律、假设和自我对话。这些认知过程很难识别,但却对人当下的情绪和行为产生巨大影响,有时甚至还会引发问题情绪和行为。

不过,好在我们人类可以掌控这些认知过程。

在有抑郁情绪的人群中,通常会出现某些特征,包括: **低自尊、自责、无法抵抗的责任感和想逃避**。尽管内容不同,认知歪曲的过程却是相同的。接下来,下列所有认知的系统误差都是对自己、未来和世界的偏见。

负性灾难化认知举例

绝对化/完美主义

例如,"我必须是完美的";"我做的绝不够好"。

自我批评和自责

因为觉得有缺点而责备自己,并用在了自己很重视的归因或行为上。这种自责的倾向通常没有逻辑基础(例如:要为坏天气负责)。

例如,"那是我的错";"我该为这件事负责";"我没有资格高兴"。

关于自我、世界和未来的负性想法
"认知三角"

主要包括放大缺点和错误,而缩小优点。通常会表现在:个体特质方面,例如能力、吸引力和健康状况;爱情或者友谊的获得;还有过去的表现方面,例如职业生涯、父母教养方式或者配偶角色(自我)。因为预测到这些事情将会继续在未来存在,所以也不期望这些事情会发生什么改变(习得性无助感)(未来)。坚信世界是一个不好的或者危险的地方,好事绝对不会发生在自己身上(世界)。低自我价值或低自尊的人的认知或思维方式通常会把自己与别人作比较,并认为自己低人一等,从而产生自卑感(例如,智商低、没有魅力、没有经济保障)。

例如,"我不如别人优秀/有魅力/成功";"我的感觉永远是这样";"如果我尝试这样做了,我一定会失败的";"所有的事情对我来说都是困难的"。

被责任感所压倒

主要包括放大问题(例如:责任),并且感到承受不了。

例如,"我有太多的事情要处理了,我不可能处理完所有的事情","我再也没法顾及我的家人"。

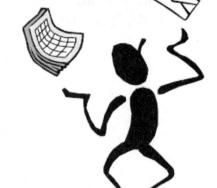

自我要求

即便实现这些自我苛求是不可行的、自己不愿意或不可能的,仍然不停地苛责或者挑剔自己做事。

例如,"我必须打扫房间","我该减肥了","我应该拜访我的朋友"。

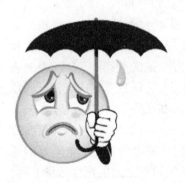

逃避或者自杀想法

主要包括从生活的麻烦中逃离的想法。例如,在面对这些强烈的、可以击垮自己的外界事件时,发现自己处于死胡同并感到无望无助,通常的做法就是从不能解决的问题中逃避(例如,在床上消磨时光,或者通过伤害自己结束这一切)。

虽然认知已经对你的情绪和行为产生了强大的不良影响,但是你可以尝试去学习识别并掌控自己的认知过程。

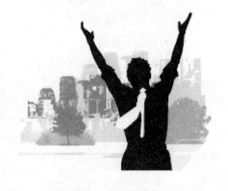

自动思维(AT)

> 之前提到的不合理认知往往是自动产生的。
> 你要学习如何"抓住"这些自动思维,并且对它们敏感。
> 为了学会这个方法,你需要了解下面的内容。

自动思维在事件和情绪之间起桥梁作用。

自动思维

事件 ←——————→ 情绪

自动思维(ATs)的特征:

◎ 简短,明确。

◎ 连接事件和情绪。

◎ 会极迅速、不自觉、自发地产生。

◎ 通常包括几个关键词和图像。

◎ 不是源于深思熟虑的想法。

◎ 不会在符合逻辑的、有步骤的思考中产生,例如问题解决过程中。

◎ 当时看起来是合理的。

◎ 常会有相同的主题——习以为常的和重复的。

◎ 常有显著的负性含义和价值。

例如:

AT 1="我超重了13kg,我太胖了"
↓

AT 2="我没有吸引力"
↓

AT 3="我不可能跟男孩约会"
↓

AT 4="我会变成老姑娘"
↓

AT 5="我会孤独终老,没有人爱"
　　(核心信念)

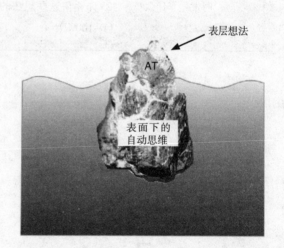

自动思维和信念在事件和情绪之间起了桥梁的作用。像"冰山图"一样(也就是说,你可以意识到并看到的是表面部分; 但大量的与此相关联的潜在的思维和内涵对你的情绪反应起至关重要作用的部分,却是你看不到也意识不到的)。

练习——识别自己的自动思维

步骤	小贴士
1. 首先可以通过注意情绪发生改变时的情境，来识别负性的自动思维（例如，情绪变沮丧时）。	你可能在做某件事情或者在想某个话题。 注意到这个情境的一些细节和当时的情绪体验。
2. 然后识别那些在你感受到负性情绪之前的一闪而过的想法。	注意到当你感觉变糟糕的时候，你脑海中闪过的想法。 你可能会有不止一个负性自动思维，如果是这样，同时注意到其他不同的想法。

想法记录

日期	情境 （发生的事件）	思维	情绪
	当你感觉不愉快时发生了什么？	1. 你的脑海中浮现出什么想法或者图像？ 2. 你相信这些想法的程度是多少（0~100%）？	1. 详述你当时的感受。 2. 这些感受的强烈程度如何（1%~100%）？

认知歪曲

（改编自Beck，1979）

下面列出了几个与抑郁症相关的自动思维的常见类型，可以帮助你更好地识别自己的自动思维：

> **全或无**
> 以非黑即白的方式思考问题，如果表现中不够完美，就认为自己一无是处。

> **以偏概全**
> 将一个偶然的负性事件概括为一种永无休止的模式（例如，"倒霉的总是我"）。

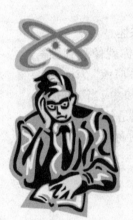

> **主观推断**
> **揣测：**武断地认为别人对你的反应是消极的，并不厌其烦地去验证。
> **算命先生的错误（The Fortune-Teller Error）：**预测到所有的事情都会变糟糕，并确定自己的预言已成既定事实（自我应验的预言）。

> **头脑滤除**
> 挑一个负性事件详细描述，以至于你的整个视野变得黑暗，就像一滴墨水污染了一大烧杯的水。

> **否定正面思维**
> 因为某种原因坚持认为正性的经验没有价值，以此来否定正性经验。这样，通过反驳你每天的正面思维来维持自己的负性信念（例如，"但是……"）。

贴标签和错贴标签

是以偏概全的一种极端形式。通常会通过给自己贴一个消极标签的形式来代替描述自己的错误，例如"我是一个失败者"。当其他人的行为以一种错误的方式惹怒了你，你也会给他们贴一个负性标签。错贴标签是指带着有色眼镜和感情色彩去看待一件事情。

情感推理

假定自己的负性情绪反映了事情的真相："我能感受到，因此这一定是真的。"

个人化

一些事实上与你无关的事情，却认为自己是这些负性事件的起因（例如，很明显老板不喜欢我）。

"应该"性陈述

在准备做事情之前，你就像受到鞭答或者惩罚一样，认为自己"应该"怎样或者"不应该"怎样。"必须"和"应当"也是罪魁祸首。这种情绪结果就是负罪感。当你把"应该"指向其他人时，你会感到生气、受挫和怨恨。

放大（灾难化）或缩小

你会放大事件本身或其重要性（例如你经常搞砸的事情或者其他人的成就被放大），或者不恰当地缩小某些事件（你自己令人满意的成果或者别人做的不好的地方），这也被称为"双目诡计（binocular trick）"。

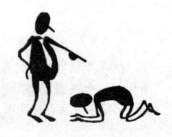

引起人们问题的常见想法举例

◎ 人们不或者不能理解我。

◎ 当事情出错的时候,这是非常糟糕的,我应该受到惩罚。

◎ 我的问题一定有完美的解决方法。

◎ 我低人一等。

◎ 在尝试新事情之前我要确保稳妥。

◎ 我想的和做的都不能改变。

在这写下你的负性自动思维:

◎

◎

◎

◎

自动思维互相交错联系并互相影响

当一个负性想法出现在你的脑海中的时候,你会发现,紧随而来的是与之交互影响的其他许多负性想法。

下面是发生的机制:

> 当你在一种负性的情绪状态中时,会体验到负性的想法,当紧随其后发生类似情绪状态的事时,很有可能唤醒相同的负性想法。
>
> **通常将其称为"状态依赖性体验"和"情绪一致的唤醒"**

你可以把这个过程想象成一串串悬挂在一起的玻璃念珠。当一阵风吹来,一串玻璃珠发出叮叮声,周围的玻璃珠也会随之发出声音。

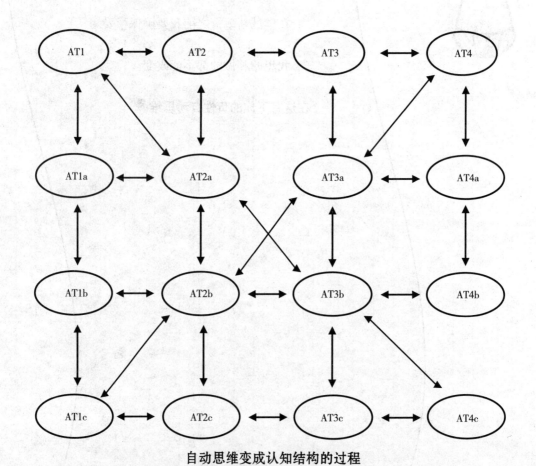

自动思维变成认知结构的过程

图式

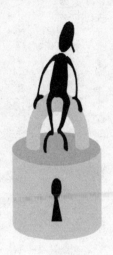

◎ 图式类似于心灵的"结构",它**组织**我们接收到来自外部环境的信息,并赋予这些信息意义。

◎ 图式包含记忆、情绪、思维以及核心信念,还有身体感觉。图式与人们的自我感觉和人际关系有直接的联系。

◎ 图式**扫描**新的信息(像一个筛子)并赋予其重要性。

◎ 图式像一个**放大器**一样,让兼容的信息通过并忽视不兼容的信息;放大消极的想法并缩小积极的想法。

◎ 图式可以像路线图那样简要,被分为思维、行为和情绪。

◎ 图式是在**早年生活**中习得的,比如家庭、小学,或通过在教堂或其他组织中的经历获得。

◎ 图式一旦产生**很难改变**,当它们在后续的生命历程中**不再发挥积极作用**时,就可能出问题。

◎ 它们可能处于休眠状态,但容易被与图式相关的事件激活。

示例: 完美主义的图式

我们中的多数人是从父母和学校的老师那里学到完美主义的(潜移默化的模式)。

◎ 它会产生这样的想法:"我必须更加努力",或者"这个任务完成的不完美,我必须从头开始"。

◎ 当工作做的不够完美或者安排了一份完成不好的任务时,就会产生强烈的情绪反应。

◎ 图式会过滤掉任务好的或者中性的一面,强调糟糕的或者无能的一面,让你被失败感淹没。

◎ 图式会放大消极的自动思维。比如,"我是一个失败者"。

◎ 积极的想法难以通过,即使它们通过了,也会被缩小。比如,"我是个成功者"被缩小为"我做了这个工作,但是还不够好"。

这一图式在你的童年时代很重要,因为它可以促使你在学业和其他方面努力做到最好。但如今,它完成了它的目标,却反而形成了问题,因为完美是一个不现实的目标。因此,你常自觉是失败者,这个想法使你很沮丧。从这个例子中,你可以看出情绪(沮丧)和自动思维有部分关联,与潜在的完美主义图式也有部分关联。

下一页勾画了一个适应不良的图式是如何形成和被激活的,也包含了此类图式的影响

图式的形成和影响模型

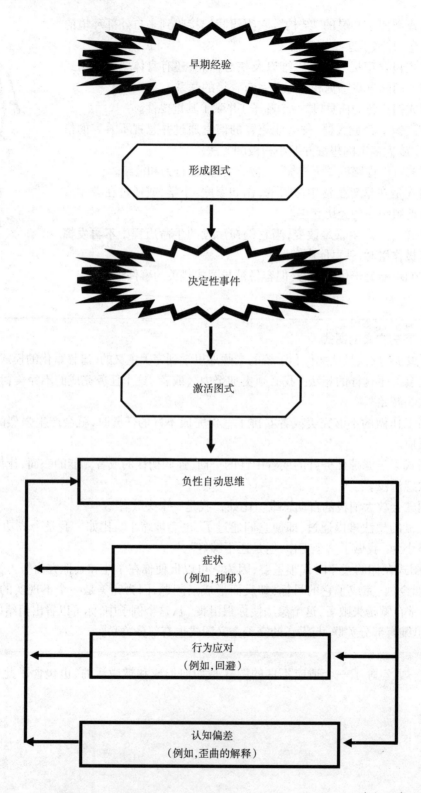

（改编自Wells，1998）

认知三角和图式

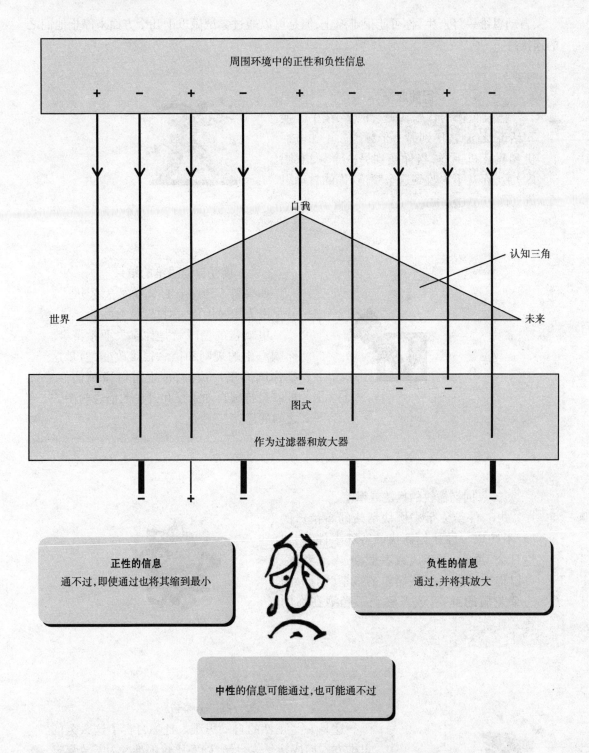

因此,当信息支持了无益的图式时,世界观变得越来越**不平衡**。

对抗负性自动思维

自动思维一经产生,你可能很难停止,但是可以通过尝试做以下几个方面来停止他们之的连接:

行动起来

播放轻松的音乐,唱歌,散步,读书。换句话说,将心情换到另一个频道。正如电视机和收音机一样,当你换到另一个频道(唱歌)后,你就不再收到这个频道(你的自动思维)了。

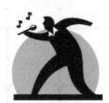

接受自动思维的结果

如果得不到这个工作,你要怎么办?

没人想录用你,你打算怎么办?

更糟糕的情况就是你拿失业救济金。你脑海中的规则和信念很难改变,但是这是你脑海里形成的,你也可以撤销他们。试着去打破自动思维和潜在的信念与图式之间的连接。

回忆愉快的想法或事情

想一件给你带来愉快情绪的事情。例如,不妨想一件让你愉快的特殊事件(例如生日会、婚礼、周年庆或者假期)。或者,你可以集中精神于一些简单的事情(例如,闻一朵美丽的鲜花,或者感受阳光洒在你的身上)。

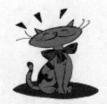

念一些"小祷告"

这是一些正性的自动思维。把你自责了这么久的思维方式换成接受你自己,确实比较困难。为了放弃自动思维,你可以结合自己的资源把一些有意义的事加入进去以代替你的负性自动思维。

思维过程与思维内容

不仅你对自己说的内容很重要,这个思维产生的过程也很重要。

内容 ="我太蠢了","我是个失败者"。

加工过程 = 自动思维在脑子里的联系路径

例如:

"我为我的朋友做不了什么" → "我是失败者" → "因此,我应当受罚"

你需要改变加工过程以便它能以有益的方式运作。你会通过认知行为治疗的过程学习如何做到。

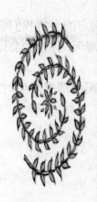

> **举例:**
>
> 你可以"修补"你对过去事件的**记忆**。想象你有一个可以照到正性和负性事件的手电筒。过去的时候,有90%~100%的时间都照在了负性事件上,而积极的事件却很少得到关注。
>
> 现在,我们需要你能刻意地转换注意力——**把手电筒的光照向积极的**和中性的事情,而不要关注消极的事情。这是一个认知的过程。生活的**平衡**需要混合聚焦——多关注积极和中性的,少关注负性的。

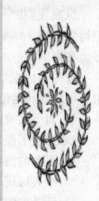

有效的过程是当糟糕的事情或情绪发生时,会引发你的良性思维。我们会在本书第四次会谈着重讨论这个部分。

无效的过程是试图改变生活事件或者环境。

认知过程: 用牛奶洒掉了来举例

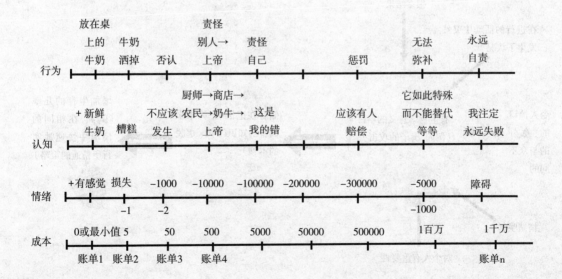

行为	放在桌上的牛奶	牛奶洒掉	否认	责怪别人→上帝	责怪自己		惩罚	无法弥补	永远自责
认知	+新鲜牛奶	糟糕	不应该发生	厨师→商店→农民→奶牛→上帝	这是我的错		应该有人赔偿	它如此特殊而不能替代等等	我注定永远失败
情绪	+有感觉	损失(-1)	-1000(-2)	-10000	-100000	-200000	-300000	-5000(-1000)	障碍
成本	0或最小值 5（账单1）	50（账单2）	500（账单3）	5000（账单4）	50000	500000		1百万	1千万（账单n）

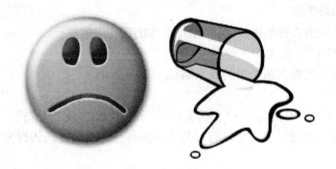

过去、现在和未来

纵观我们的一生,喜忧参半。然而,你会发现,相对于其他事情,一些确定的事情我们会记得更清晰。例如,你会记住你21岁生日那天或者某个重要的人离开你的那天;你很少会记住坐在家里看一本杂志而什么也没做的那天。

有一些因素增加了一件事情被生动记住的可能性。尤其是如果有下面的情况发生时,很有可能容易地记住一件事情。

◎ 对个人重要。

◎ 产生了很多后果。

◎ 更多的情绪唤起(积极或者消极)。

◎ 令人惊讶的、意外的和特别的。

◎ 活动中的突发状况。

总的来说,这些事件对我们来说很可能有"生物学上的意义",所以可能导致我们能记住它们。生物学上的意义意味着这些事件可能会威胁或者增强我们的生命力;反过来说,这些事情会潜在地增强或者削弱我们作为人类的生存能力。

所以,我们的大脑会快速地记录这些事件以防万一,这些事件会增加我们的知识,以用来在未来的生活中增加我们的生存几率。

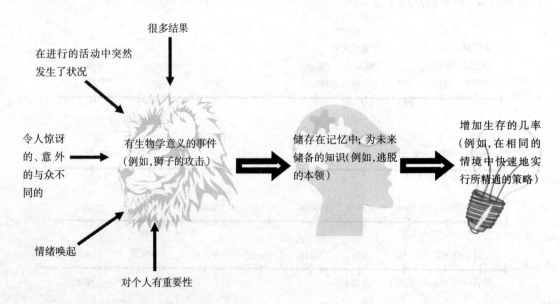

认知重构记录

（改编自Beck,1995）

◎ 当你想起一种负性情绪时,注意引发这种情绪的情境(如果这种情绪是在你思考、白日梦、回忆的时候产生的,请注意这些)。

◎ 然后记录下与情绪有关的自动思维。

◎ 记录下你相信这些想法的程度。

◎ 对这些自动思维考虑一个有益的或有利的反应。你可以使用对抗消极自动思维的技术(参见60页)。

（改编自Beck,1995）

日期	情境	自动思维	情绪	有益或有利的反应	结果
	描述: 1. 导致不愉快情绪的现实事件	1. 写下在情绪发生之前的自动思维	1. 将情绪具体化,如悲伤、焦虑、愤怒等	1. 写下对自动思维有益的反应	1. 重新评估你相信最初的自动思维的比例(0~100%)
	2. 导致不愉快情绪的思想和白日梦	2. 评估你相信自动思维的程度(0~100%)	2. 评估情绪的强度(1%~100%)	2. 评估你相信替换的有益反应的程度(0~100%)	2. 将情绪具体化,并对其强度进行评估(1%~100%)

举例： 认知重构记录

（改编自Beck, Rush, Shaw, & Emery, 1979）

日期	情境	自动思维	情绪	有益的或有利的反应	结果
9月8日	后面的车没打指示灯超车，导致我紧急刹车	混蛋！这么粗鲁！！！相信程度60%	心烦60%生气80%	超车的司机可能真的有紧急的事情。没有人受伤。相信程度70%	相信程度30%心烦30%生气20%
9月9日	妈妈给我打电话说她再也不管我了	即使工作到很晚，我也每晚回家。她就是想让我因为不给她打电话而产生负罪感。相信程度70%	挫败感60%负罪感80%	她仅仅是夸大了，并没有故意让我感到悲伤。她知道如果她想打的话就可以打给我。相信程度80%	相信程度40%挫败感30%负罪感20%
9月12日	舍友打扫了我这边的卧室，扔掉了我的书和装饰品	他没有权利干涉我的事情。他一定认为我没有能力收拾好自己的东西。相信程度70%	心烦50%负罪感40%	他没有总是这样打扫，只是在该打扫的时候打扫了。这可能是他表达关心一些事情的方式。有时候我也会扔掉他的东西。相信程度80%	相信程度10%心烦10%负罪感5%

练习——日常信念监测表

说明：

在右侧空格中填入日期，并评估每天你有这个想法的频率。然后用下面的1~5的代码评估你对表中陈述的信念的平均程度，并填到左侧的空格中。

在空白行里，记录你的自动思维并监测你的信念的程度。

5	4	3	2	1
非常相信	比较相信	一般	比较不相信	非常不相信

信念的程度	陈述	日期	频率
	当我冒险的时候，我会陷入麻烦中		
	别人会拒绝我		
	事情会更糟		

续表

信念的程度	陈述	日期	频率
	我可以容忍生活中的困难		
	当我向别人请求帮助的时候,我显得很无力		

第三次会谈——小结和建议

小结

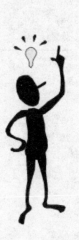

◎ 认知是出现在我们脑子里的一些想法的内容和产生这些想法的过程。

◎ **认知**可以**改变**。

◎ **抑郁**的人的思维通常对**自己**(例如,低自尊、自责、过度的责任感、想逃避的欲望),对**世界**和**未来都有偏差**。

◎ **图式**(关于记忆、情绪、思维和核心信念以及身体感觉的深层广泛的主题)加工来自外界环境的信息并赋予其重要性。

◎ 图式像一个**过滤器和放大器**——无益的图式**缩小**(或忽略)**积极的信息,放大消极信息**。

建议

◎ **灾难性认知**倾向于**自动**出现(比如,消极的自动思维)——所以,你需要**训练**自己"抓住"他们

◎努力**关闭或放慢**消极的**自动思维**,通过:**行动**起来,**接受思维带来的结果,回想快乐**的想法和事件,念一些"**小祷告**"。

家庭作业——第三次会谈

1)我们建议你继续通过"每周想法记录"来**识别**你的无益思维(参见下一页)。

2)从第二天开始继续用你的**活动日程表**(并记得包括高兴的事件、"饼干罐子的惊喜"和常规练习)。

在这里记录你有关家庭作业的计划/想法:

_____

_____

_____

_____

_____

_____

_____

每周想法记录

当你经历不愉快的情绪,请记录激发这一情绪的当时情境(如当你思考、白日梦等时的情绪,请记录下来)。尝试识别你经历的情绪状态。接下来,请记录与情绪相关的自动思维。

日期	情境 *(发生的事件)* 当你感觉不愉快时发生了什么?	思维 1. 你的脑海中浮现出什么想法或者图像? 2. 你相信这些想法的程度是多少(0~100%)?	情绪 1. 详述你当时的感受。 2. 这些感受的强烈程度如何(1%~100%)?

笔记

（刘淼 译　柳娜 校）

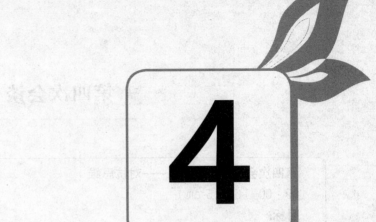

4

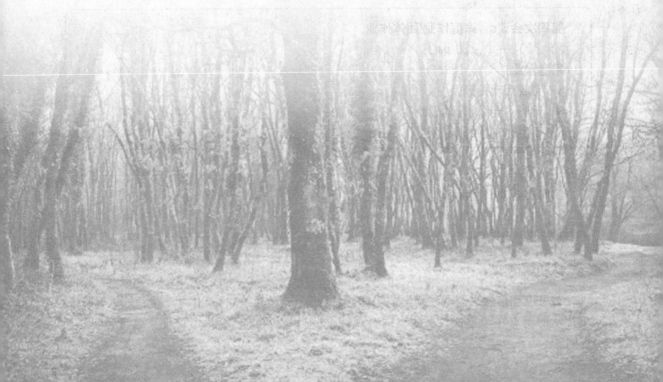

第四次会谈

第四次会谈a　认知 Ⅲ——对抗思维

（9：00-10：15 am）：

目标：

介绍"对抗思维"的概念,并利用其来改变无用或功能失调的思维。

★ 复习第三次会谈的内容,检查家庭作业的理解和完成情况,对迄今为止的学习内容和家庭作业进行团体讨论。

★ 现在已经详尽阐释了对思维的分析,接下来将揭示改变这些思维的方法。

（上午茶时间 10：15-10：45 am）

第四次会谈b　认知 Ⅳ——座右铭

（10：45-12：00 pm）：

目标：

★ 继续会谈a的内容,并通过练习,鼓励团体成员形成自己的对抗思维。

（午餐时间 12：00-1：00 pm）

第四次会谈c　家庭作业/团体作业

（1：00 — 1：30 pm）：

家庭作业：

★ 完成活动日程表。

★ 反驳"导致问题的思维"。

★ 产生你自己的座右铭。

第四次会谈d　放松

（1：30-2：00 pm）

认知重构

对思维和信念采取一种科学的态度,有助于个体学会挑战认知(再产生新的认知)。这一技术的要点在于重视科学质询的客观性,同时以这样的角度来考虑你自己考量证据的规则。

认知重构的过程

1. 首先,**识别**出现的**自动思维**。

2. 其次,如同寻找支持自动思维的证据一样,努力搜寻能**反驳**你自动思维的证据。

3. 如同挑战对立观点一样,积极地**抨击**和**质疑**你的**自动思维**。

有助于认知重构的问题列表

★ 这个想法的产生有何证据?

★ 这个自动思维准确么?

★ 是否有证据表明这个自动思维是不准确的?

★ 这个想法是否因为一些认知的歪曲(参见53~54页)而产生?

★ 可否用更加现实和积极的方式去看待当下情境?

★ 可能发生的最坏的事情是什么?

★ 最坏的事情发生的可能性是多少?

★ 还可能发生其他什么事?

★ 百分之多少的人会认为我傻、愚蠢等?

★ 这些人对我来说重要吗?

★ 抱有这种自动思维的好处是什么?

★ 抱有这种自动思维的坏处是什么?

你需要生成"对抗思维"和"座右铭"。

★ **对抗思维**用来对抗自动思维。

★ 座右铭用来对抗核心信念和图式。

对抗思维

什么是对抗思维?

"对抗思维是用一种想法对抗另一种想法,如以相反的途径来思考或行动,以一种很笃定的风格辩驳,以及使人们确认信念的不真实性。"

对抗思维的特征:

对抗思维与自动思维相似,但有着**积极**的**内容**和过程。

好的对抗思维:

★ 言简意赅。

★ 可信且真实。

★ 与个人有关且有意义。

★ 你自己产生的,而非你的治疗师或其他人给你的。

★ 可以用来对抗自动思维。

对抗思维的类型

一般的对抗思维

使用实例来反驳不合理的信念,比如:"我是有价值的,因为我工作做得不错。"

直接的对抗思维

这是最简单的对抗思维,直接反驳消极的观念。如:可以用"我是有价值的"或"我不是没有价值的"来反驳"我是没有价值的"。

选择另一种可能的解释

人们往往会草率下结论。用另一种可能的解释来对抗是指基于同样的信息而**得出其他结论**。你可以得出尽量多的结论,然后对这些结论的真实性进行评分。比如,"玛丽没有与我的目光接触,她一定是生我的气了"的想法可以被"玛丽不是生我的气,她只是今天比较倒霉,心情不好"的想法所反驳。

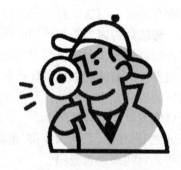

功利主义的对抗思维

即关注所持有的信念是否**有用**。比如,你犯了错,事情已经发生了,继续自责是没有用的。最好将你的精力放在解决问题上,或从中吸取教训,避免下次再犯。

改换标签

即把贴在情境或事件上的消极标签改换为客观的、非评判性的表述,进而用积极标签加以阐述。例如,一个抑郁的人有时会被认为是"神经过敏的",或者也可以被认为是"一个正常人"。一个对自己很确信的人可以被认为是"自负的",也可以被认为是"自信的"。

幽默的对抗思维

找到功能失调的思维中的幽默点,或者以一种幽默的方式来反驳,这是特别有用的一种反驳方式。来自书本和名人的名言或许管用,比如:

"你不能拥有一切——你把它们放哪呢?"(Steven Wright)。

"中年就是你的年龄开始显示在你的腰围上"(Bob Hope)。

"诚实的批评很难让人接受,尤其是批评来自于你的亲戚、朋友、熟人甚至是一个陌生人时"(Franklin Jones)。

精神/哲学的对抗思维

很多功能失调的思维是很武断的,并非基于事实。反驳也不需要基于事实。比如,选择相信你是一个有价值的人可以仅仅因为你是存在着的。这个理由是有效的,因为没有一个客观真实的标准来评价某人是否是有价值的。类似地,"为什么会是我?"这样的问题可以被另一种想法所反驳:"为什么不是我?我可以从我的特殊处境中学到些什么?"。

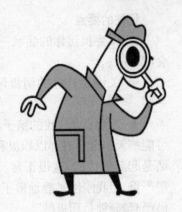

去灾难化

人们倾向于想最坏的情况。去灾难化的过程包括:通过分析思维的内容,排列各种想法发生的**可能性**,将它们与先前"灾难化"的预言和实际的结局**相比较**等方式重新评估情境。比如,某个害怕乘电梯的人可能会想:"门就要关了,然后我会被困在这里好几个小时,也没人知道,我把电梯里的氧气用完就会昏倒"。去灾难化则是以相反的方式来思考:"电梯门要关上了,然后电梯会把我送到我要去的楼层,门又会打开。即使电梯卡住了,也可以按紧急按钮寻求帮助。上次我乘电梯就没什么问题,我可以的。我昏倒的可能性是很小的"。

练习——实践对抗思维

与坐在你旁边的一个或几个人一起练习,阅读以下的想法,看看你能否一一提出反驳,将反驳写在空白处。如果你与其他人想的反驳不一样,将它们都记录下来。

会产生问题的一些想法

1. 人们不愿或不能理解我。
2. 一旦事情出差错,就很可怕且我应该受到惩罚。
3. 必须有一个完美的方法解决我的问题。
4. 我低人一等。
5. 我无法改变我的所作所为、所思所想。
6. 在我尝试新事物前,我需要得到肯定。

你的自动思维	你的对抗思维

记住的要点:

★ 不要担忧你的症状——症状是链条的最末端,它们自己会减弱的。

★ 关键是让你的消极情绪持续短一些,积极情绪持续长一些。

★ 不要认为"我的脑子不能停止思考负性的想法"。你不可能一天24个小时都以积极和现实的方式思考。你的想法和情绪是起起伏伏的,这很正常。对你自己说:"我的消极想法还是很严重,但我刚刚平静地散了步……改变可能非常慢,但至少我已经有2分钟是积极的"。

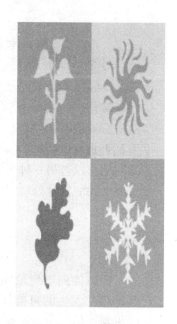

★ 尝试用积极的想法终结消极的想法,这样可以给你的情绪染上积极的色调。

★ 有时,我们忘记了生命中那么多美好的事物。不要将它们丢弃。"**细数我们得到的幸福**"。

★ 做积极的事——接受事实,接受事情本来的样子而不是一直想:"它不该这样的"。也许过去你有很多本来可以做但却没有做的事,但在其他的方面你变得**更好**了。

★ 发挥自己的优势,而不是祈盼那些"曾经拥有"。你不可能要回一模一样的,但你可以有相似的。接受现在的自己,并不意味着你永远就是这样。你可以看看自己想去哪儿,然后朝那个方向努力。

座右铭

若你已经练习了一段时间的对抗思维,那么便可以找一个特别喜欢且与多数情境相联系的对抗思维。你可将对抗思维变成一段座右铭:一个对你而言有涵义的短句或词汇,这样你就可以在内心对自己说或者大声说出来,以帮助自己处理糟糕的情绪。

座右铭示例:

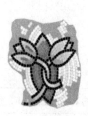

就这样吧。

细数我的幸福。

省省吧。

这不重要。

这是上帝的希望。

明天又是新的一天。

智慧而优雅。

未来是不可控的。

让一切过去。

我会幸免于此。

我可以忍受。

我能搞定。

重要的是你有自己的座右铭,并且每天尽可能多地在有价值的情境中练习。

有人在驾车去单位的路上说他们的座右铭,有人则在早晨对着镜子说,还有人在发生冲突后说。

练习——形成并列出你自己的座右铭和对抗思维

对抗思维   座右铭

1. _____   1. _____
2. _____   2. _____
3. _____   3. _____
4. _____   4. _____
5. _____   5. _____
6. _____   6. _____
7. _____   7. _____
8. _____   8. _____
9. _____   9. _____
10. _____   10. _____
11. _____   11. _____
12. _____   12. _____
13. _____   13. _____
14. _____   14. _____
15. _____   15. _____

挑战令人痛苦的自动思维

贯穿于整本书的一点是去识别并质疑那些会导致或维持抑郁情绪的消极的或功能失调的思维。

然而,如果消极想法引起了强烈的情感反应,那么你试着要挑战它们会尤其困难。

自动思维通常不被处理,而是被回避或阻挡。

处理带着强烈情绪反应的自动思维的策略是渐进、系统性地使用"情感反应等级"(McMullin,2000)。

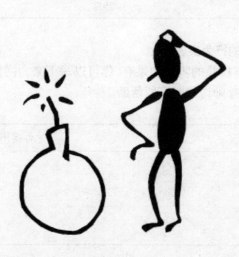

情感反应等级

步骤
1. **列出**最让你害怕或痛苦的负性自动思维。
2. 将自动思维**排序**(从最不痛苦到最痛苦)。
3. 真实生动地想象列表上让你**烦恼程度最低**的自动思维。
4. 首先**质疑**等级最低的自动思维。
5. 想象等级列表中的下一个**自动思维**并重复上述过程。

行为实验

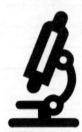

我们有时可以通过检验和挑战我们的思维来改变想法,有时直接用行动检验我们的想法/信念也是很有帮助的。

通常情况下,当人们**检验**他们的想法时,会发现想法多少有点**歪曲**,或他们意识到最终他们是可以**成功控制**情境的(即使他们的预言成了真)。

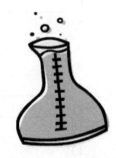

想法和恰当的行为实验示例

想法	行为实验
如果我不得不当众演讲,人人都会认为我是彻底无能的。	演讲一些你熟悉的内容。之后,请人们评估你的能力水平。
我做任何事都是不够资格的。	看报纸上岗位招聘版,写下每个你达到招聘标准的工作。
当儿子不在我身边时,如果我不担忧,不好的事就会发生在他身上。	下次你儿子不在身边时,抛开当时的担忧,看看之后是否会有不好的事情发生。
如果我参加派对,整晚我都会被所有人忽视。	参加派对,记下有多少人对你说话。
所有人都认为体型瘦是讨人喜爱的一个最重要的特质。	请10个人写下5个最重要的有关人的讨人喜欢的特质。

练习——执行你自己的行为实验

还有想法/预言你没有检验的吗?如果有,你可以写下来,并针对这些想法/预言设计行为实验。这可能在你和治疗师讨论时有所帮助。

想法/预言	你提出的行为实验

关于形成有效行为实验的提醒

1. 确保你设计的实验可以准确地直接检验你的预言。

示例: 思维——别人认为瘦是招人喜欢的一个最重要的特质。

如果你仅仅问别人,他们是否认为瘦的人招人喜欢,很可能他们会回答"是",但是不合理的信念并没有被准确地检测。

2. 尽量**不要**故意让自己的行为实验失败。

示例: 思维——我做任何工作都不够资格。

如果你仅仅筛选那些高级经理的职位,你会不公平地将自己陷入失败的境地。

3. 尽量准确阐释实验的结果——不要让认知歪曲出现在这一过程中。

示例: 行为实验——就你熟悉的东西进行演说。之后,请人们评估你的能力水平。

如果你演讲完,大多数人对你能力的评估是中等到高;全或无的思维会使你得出你是无能的结论,如仅仅因为不是所有人都评价你是有能力的,便认为自己无能。

> **注意:**
> 不要将不同的结果看做是一种失败,然后惩罚自己。
> **而要**
> 将失败看做是一种反馈,然后学会做得更好。

第四次会谈——小结和建议

小结

★ 我们可以通过对思维/信念采用科学的态度来**改变**自己**无用**的想法。

★ 我们可以使用**对抗思维**来与自动思维抗辩。

★ **座右铭**是对你有意义的短语。你可以在心中默念以帮助自己度过难熬的情绪状态。

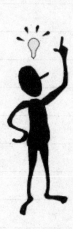

建议

★ 积极地抨击和质疑那些让你烦恼的自动思维。

★ 列出你的**对抗思维**和**座右铭**,每天**练习**。

★ 科学地检验自己的想法。

家庭作业——第四次会谈

1)你可以使用"认知重构记录表"(参见后续章节)开始挑战你**无益**的想法。我们同时建议你不断更新对抗思维和座右铭的列表(每天练习)。

2)继续你的"**活动日程表**"(包括"饼干罐子"练习和常规练习)。

在这里记录你有关家庭作业的计划/想法:

_____

_____

_____

_____

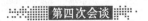

笔记

（纪骁纹 译　杨华 校）

第五次会谈

第五次会谈a 认知技术Ⅰ

（9：00-10：15 am）：

目标：

Δ 复习第四次会谈的内容,检查家庭作业的理解和完成情况,对迄今为止的学习内容和家庭作业进行团体讨论。

Δ 继续学习挑战和改变认知的技术。

Δ 讨论深层（核心）信念并学会如何识别它们。

Δ 垂直箭头技术。

（上午茶时间10：15-10：45 am）

第五次会谈b 认知技术Ⅱ

（10：45-12：00 pm）：

目标：

Δ 讨论图式并学会如何识别它们。

Δ 改变和接纳的认知过程是本章的重点。

Δ 正念和接纳。

（午餐时间12：00-1：00pm）

第五次会谈c 家庭作业/团体作业

（1：00-1：30 pm）：

家庭作业：

Δ 完成活动日程表(包括"饼干罐子"练习)。

Δ 完成认知重构记录表。

Δ 实际活动分析。

第五次会谈d 放松

（1：30-2：00 pm）

改变思维方式

与自动思维辩论的过程: 以树做类比

2个步骤:

1. 删减自动思维之树(即减弱自动思维的威力)。

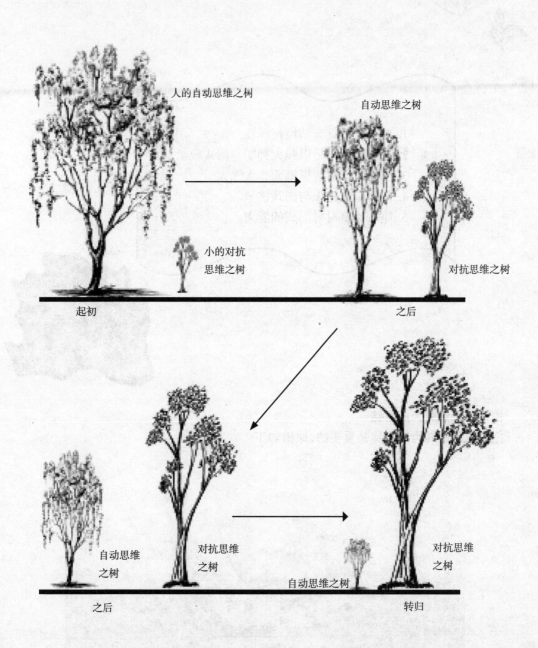

2. 培育小的对抗之树（即增强对抗思维的力量）。

重复上面的步骤,直到自动思维之树枯萎而对抗思维之树变成一棵大树。

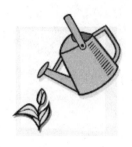

1. 对抗思维具有情境特殊性。
2. 对抗思维不足以强大到能与图式较量。
3. 图式对于对抗思维而言太强大。
4. 需要座右铭来与图式抗争。
5. 座右铭有对付图式的能力。

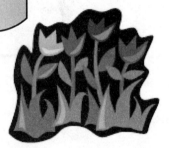

由对抗思维转为座右铭

把对抗思维转为座右铭是重要的,原因如下:

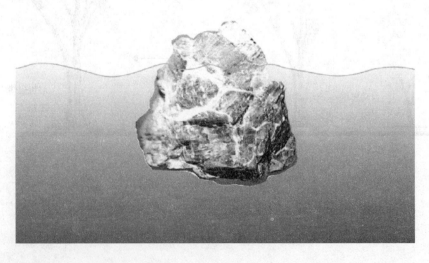

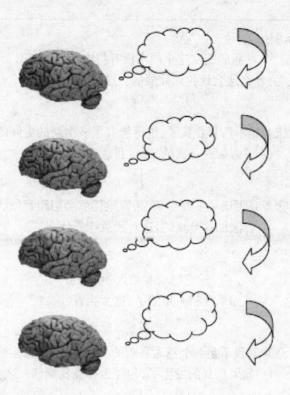

自动思维——以冰山做比喻

露在表面的自动思维（比如"我不应该让人们不开心"）是看得见的部分。

核心信念

核心信念通常深深地隐藏在表面之下。核心信念正是我们要应对的东西，它比表面思维更有危害性。比如，"我不应该让人们不开心"的信念可能是一个表面思维，而**"当我让别人不开心了，那我就是一个坏人"**的信念才是更具危害性的核心信念。

发现你的核心信念

垂直箭头技术

1. 从A（激活事件）开始→C（情绪结果）。

2. 你能识别的第一个自动思维（B）是什么？写下来。

3. 在这个想法下面画一个短箭头。

4. 问问自己：如果这个自动思维是正确的，这对我意味着什么？或者，如果这个自动思维是正确的，为什么它如此糟糕？

5. 写下你的答案，确定你写下的是导致你产生情绪反应的思维，而非对情绪本身的描述。

　　　　避免如下的描述："我感觉……"

　　　　　　　　　　"为什么他/她……"

　　　　　　　　　　"我希望……"

6. 回到第3步，重复进行。直到找不到更深入的自动思维。

垂直箭头技术示例:

我的朋友这个周末没有打电话给我。
"为什么这会让我如此烦恼? 这对我意味着什么?"

这意味着她不再喜欢我了,她可能有了一个新的更好的朋友。
"假如这是真的,这对我意味着什么?"

这意味着我做错了一些事情,否则她仍然会想跟我做朋友的。
"假如这是真的,这对我意味着什么?"

这意味着我被人拒绝了。
"如果我被人拒绝了,这意味着什么?"

意味着我不是一个招人喜欢的人,我会一直被拒绝。
"如果这真的发生了,为什么会让我烦恼?"

意味着我会孤独终老(**核心信念**)。

垂直箭头技术的特征

事件(A)
我朋友没有打电话给我

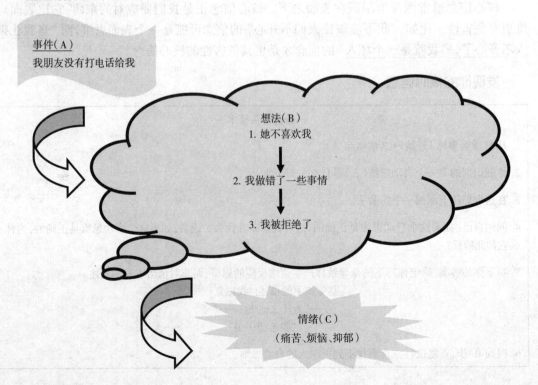

想法(B)
1. 她不喜欢我

2. 我做错了一些事情

3. 我被拒绝了

情绪(C)
(痛苦、烦恼、抑郁)

垂直箭头技术有助于你找到核心信念。

比如,你可能会因为害怕被拒绝、孤独和不惹人爱,所以,在有人没有打电话给你时,你会烦恼。

很多人都在争论表面问题(比如朋友打电话给你),而不是真正起作用的**核心问题**(比如害怕孤独)。

垂直箭头技术提醒

Δ 当你把箭头往下画时,试着关注关键词。

Δ 当你把箭头往下画时,试着围绕同样的情绪结果。

Δ 当你把箭头画得离核心信念越近时,你会注意到不愉快情绪的强度也会增加。

你最后必须要考虑改变无益的核心信念

这个过程缓慢而有难度,但它是能完成的,并且比起你用一生时间来争论那些表面问题要更有**益处**。

你可能现在就会开始这个过程,但是,当以后问题出现时,你还要继续这一过程。

运用垂直箭头技术

在不会让你感觉太受伤害的情况下,尽可能地把箭头往下画,然后将注意力转移到另外一边(即往下画箭头时,给每个自动思维都找一个对抗思维)。当你觉得你能再继续往下画箭头时再返回来。

举例

	自动思维		对抗思维
1	我超重13kg了,我胖	1	我知道我超重了
2	我没有魅力	2	我魅力比较小
3	我不打算去与男人约会了	3	我仍然能吸引男人
4	我最终会是个老姑娘	4	这是不对的,超重不代表会成为一个老姑娘
5	我将会孤独终老	5	我不会孤独终老

记住,自动思维是有层次的。因为想法(1)对你而言,它是更加可接受的,它会最先出现,想法(3)远在表面之下,是更让人痛苦的信念。

一些很常见却无益处的核心信念

（来自Beck,1995）

与无助或失败相关的:

我是无助的。

我是无能为力的。

我失控了。

我是脆弱的。

我容易受伤害。

我是个失败者。

我是有缺陷的(我比不上别人)。

我不够好(在成就方面)。

我遭遇了不幸,我病了。

我陷入困境了。

我不完美。

我做事没有效率。

我无能。

我贫穷。

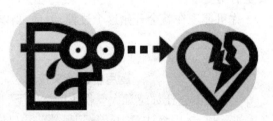

与不惹人爱或不被人关心相关的:

我不惹人爱。

我不讨人喜欢。

我不受欢迎。

我没有吸引力。

我令人讨厌。

我是有缺陷的(所以他人不会喜欢我)。

我不够好(不招别人喜欢)。

我会被拒绝。

我会被抛弃。

我没有价值,我不好,我没用。

我是异类。

我不配。

我很糟糕。

我不被人关心。

我注定孤单。

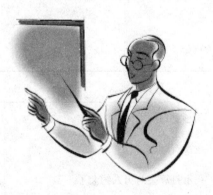

图式是如何存留下来的

（Young, Klosko&Weishaar, 2003）

图式是由记忆、情绪、思维、核心信念以及躯体感受组成的一种广泛的模式或者主题。有人指出图式通过以下一种或多种方式被保留下来: 图式维持/屈服、图式过度补偿以及图式回避。

图式维持

△ 图式维持似乎一部分是由于**认知歪曲**。比如说，关注或夸大那些与图式一致的信息，缩小或者忽视那些与图式不一致的信息。

△ 人们可能也会以验证图式的方式**行动**。比如说，一个认为自己不受欢迎的人可能会跟他人保持距离，通过这种与他人保持距离的行为，验证了这种社会孤立/被抛弃/有缺陷的图式。

图式过度补偿

△ 人们可能会为了避免触发他们的图式，而以与他们图式**相反的**方式行动。也就是说，他们在过度补偿。比如说，一个拥有低人一等或者"有缺陷"相关图式的人可能会变得高傲，对他人责备求全，并且会选择那些赞扬而非质疑他的人做朋友。

图式回避

△ 认知回避：人们可能会努力不去想烦心事或者自己人格中令人苦恼的一面。

△ 情绪回避：人们可能会努力阻止痛苦的情绪（例如，有人可能会借助乙醇或者其他物质）。

△ 行为回避：人们可能会为了避免触发他们的图式而回避某些情境。

识别和理解你的图式

你可以试着识别你的图式，并且弄清楚是什么使它们得以存在。

注意：识别这些深层的信念结构是很困难的——所以，如果你做得很艰难，请不要担心（以后你可能想再回到这个部分来）

练习：垂直箭头技术

你可以在下面空白的部分试着使用垂直箭头技术，以识别可能与你潜在图式相关的自动思维和核心信念的模式。

练习：弄清你自己的图式

一旦你成功地识别了你的图式（深层信念结构），你可能想将你认为的图式得以保留下来的方式写下来。

图式	维持	回避	过度补偿

应对不可控事件

由于生活中发生的许多事件是难以预知的或者不可控制的。因此，即便事件可以增加未来生存的几率，人们从这些事件中也得不到什么有用的经验。

对这些事件，人们有多种反应方式，有些是有益的，有些是无益的。

无益的：

△ 设法封杀事件，然后回避任何能够联想到该事件的东西。

封杀事件一开始听起来是个不错的主意，但是，人们通常发现，他们越是避免想起某事，这些事越是以不同的方式蹦出来。与这些事件联系在一起的恐惧也可能随着时间而变得更强。

△ 寻找事情发生的原因。

当一个人不断地寻找一个糟糕的事件发生的原因时，他/她很少能找到答案。不可控事件是无法控制的，通常也是不能得到充分解释的。任何得到的答案都可能是不准确的。例如，对于某件事，他们可能会自责或者指责他们爱的人没有能够预测到该事件的发生。对"为什么"的持续寻找可能会导致更多的挫折感、愧疚感和抑郁。

有益的：

△ 承认糟糕的事情发生了，而且你对它控制力很弱或者无法控制，并逐渐接受它。

有时这很难，那些最终能够接受糟糕事情的人也易于让事情过去，并继续生活。接受不意味着你认为发生的事情是公平的或者公正的，它仅仅表示你允许在你的过去有这样一件事的存在，而不是让它毁掉你的现在。

正念

从完全意义上说，当我们处于正念状态时，我们体验到了当下。这包括**对当下的注意和无批判性**。正念有助于我们接受当下的思维、情绪和体验。

无益的过程:

△ 目标取向,特别是避免任何负面的后果。

△ 心绪总是回到过去或者去到将来,而不是聚焦当下。

△ 旨在缩小事实与我们希望它成为的样子(或者我们认为它们应该是怎样的)之间的差距。

△ 这种差距容易引发消极的情绪以及一些旨在缩小差距的思维/行为模式。

△ 如果没有现成的解决办法:心绪就会围绕着差距转来转去,不断预演着可能缩小差距的办法。

△ 这种不舒服的过程会引起不满的感觉,这种不满来自于对愿望和事实之间差距的专注。

有益的过程——正念

△ 注意力集中在接受和允许事实是怎样的之上,没有立即改变它的压力。

△ 因此,不需要评估和缩小事实与期望之间的差距。

△ 注意力集中在当下、此时此刻。

△ 不把情绪评价为"好"或"坏",就像接受过去的事情一样接受它。

△ 思维、感觉和行为反应是暂时的事情,当它们没有立即以无益的方式做出反应时,让它们过去吧。

△ 因此,有必要容忍不舒服和不愉快的感觉,而不是立刻采取行动消除它们。

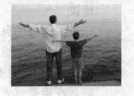

对于任何技巧而言,都要练习轻松"适应"的能力。因此,我们建议你最开始的时候,每天留出一些时间将注意力转移到存在的"模式"上。

正念练习示例:

步骤	详细内容
1. 把你的意识带到当下。	也就是说,把注意力集中在当下发生的事情上
2. 慢慢地将你的意识轮流转移到身体的不同部位。	有意识地将它们转移到身体的各个部位;探索当下出现的身体感觉。
	意识在每个部位短时间停留一下,然后再移开。它可能会不时地在你身体上到处徜徉。当你注意到时,**承认**它。留心意识到了哪里,然后慢慢地收回你的注意力。
3. 在"浏览"每个部位之后,把你的意识转移到整个身体的感觉。	承认你身体的**感觉**和每时每刻在意识中出现过的**想法**。不要拽住想法不放——仅仅只是看着它们经过。

提醒:

△ **记住:** 这个活动里没有成功或失败;你不用试图达到任何特殊的状态,你甚至不用努力放松,你仅仅需要**意识到在那一刻你体验到的任何东西,并承认它**。如果你发现你的注意力想去某个地方或者被思维、担心、白日梦等"抓住"的话,也不要担心。这就是意识所做的事情。为你自己喝彩,因为你意识到发生了什么。之后再慢慢地将你的注意力移到你身体

的感觉上去。

正念觉察的领域

1. 方向,尤其是负性情境。

2. 选择性/负性注意。

3. 选择性负性信息加工。

4. 选择性关注结果。

5. 消极情绪。

6. 消极行为。

第五次会谈——小结和建议

小结

△ 自动思维呈现在表面,而在它**之下**是无益的**核心信念**。

△ 你可以通过**垂直箭头技术**来探索你的核心信念。

△ 图式就像一个精神"结构",它将我们从环境中获得的信息予以加工,并且赋予它们意义。图式是由记忆、情绪、自动思维、核心信念和躯体感受组成的一种广泛的模式或者主题。

△ 我们改变不了过去,但是我们能选择我们怎样过**现在**的生活。

△ 正念包括对**当下**的注意和无批判性。

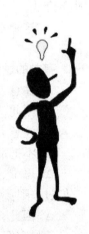

建议

1. 减少消极的**自动思维**,从而**降低**它的威力。

2. 增强对抗思维和座右铭的力量。

3. 关注当下,而不是过去。

4. 旨在**接受**过去发生的消极事件——他们并不会毁掉你的现在。

5. 使用**正念**来帮助你体验当下。

家庭作业——第五次会谈

1)继续**质疑**你**无益的想法**。继续使用认知重构记录表(在下页),运用对抗思维和座右铭。

2)开始思考你在日常生活中是怎样激活**核心信念**和**图式**的。记录下你可能是怎样过度补偿、回避或者是维持你的无益图式的?

3)继续完成"**活动日程表**"(包括"饼干罐子"练习和常规练习)。

4)你可以尝试使用**正念**来帮助自己留在当下。

在这里记录你有关家庭作业的计划/想法:

_____

_____

_____

_____

_____

家庭作业练习

认知重构记录表

（改编自Beck，1995）

日期	情境	自动思维	情绪	有益或有利的反应	结果
	描述： 1. 导致不愉快情绪的现实事件	1. 写下在情绪发生之前的自动思维	1. 将情绪具体化，如悲伤、焦虑、愤怒等	1. 写下对自动思维有益的反应	1. 重新评估你相信最初的自动思维的比例（0~100%）
	2. 导致不愉快情绪的想法和白日梦	2. 评估你相信自动思维的程度（0~100%）	2. 评估情绪的强度（1%~100%）	2. 评估你相信替换的有益反应的程度（0~100%）	2. 将情绪具体化，并对其强度进行评估（1%~100%）

笔记

_____

_____

_____

_____

_____

_____

_____

_____

_____

_____

（谭雅容 译　杨华 校）

第六次会谈

第六次会谈a　认知技术 Ⅲ

（9：00-10：15 am）：

目标：

- 复习第五次会谈的内容，并检查是否理解并完成了家庭作业，对迄今为止的学习内容和家庭作业进行团体讨论。
- 心灵游戏——是什么以及怎样改变这些规则。
- 继续学习挑战并改变认知/信念的技术。这个目标将会持续到第七、八次会谈。

（上午茶时间10：15-10：45 am）

第六次会谈b　认知技术 Ⅳ

（10：45-12：00 pm）

目标：

- 运用逻辑分析法来改变失调的认知。

（午餐时间　12：00-1：00 pm）

第六次会谈c　家庭作业/团体作业

（1：00-1：30 pm）

家庭作业：

- 完成活动日程表（包括"饼干罐子"练习）。
- 完成认知重构记录表。
- 练习1~2个垂直箭头技术和逻辑分析表。

第六次会谈d　放松

（1：30-2：00 pm）

危险的心灵游戏: 双亏游戏

1. 为什么及其原因。

为问题寻求绝对正确的答案。

2. 100%是唯一的目标——哪怕少一点点都意味着失败。

"我必须时刻表现良好。"

"我必须时刻让他人或自己愉悦。"

"我必须是完美的。"

3. **依据他人而不是自己界定"幸福"。**

"只有他人喜欢我时,我才会感到幸福。"

4. **依据外部不可控因素界定"幸福"。**

"只有外部一切都好时,我才会感到幸福。"

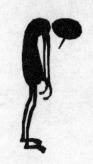

5. **对自己要求苛刻。**

"我应该有能力自己克服抑郁和(或)焦虑。"

"没有什么比我的问题更糟糕了,没有人能够理解我。"

6. **转换前提:**

也许____→ 不能____→ 绝不。

7. **致命的"但是"——积极变消极。**

"问题现在是解决了,但是问题以后还是会出现。"

8. **总添上"如果"——积极变消极。**

"我想我能做到,可如果我做不到怎么办?"

9. **对于每件事情都会得出事后的结论,常常忽略积极面,夸大消极面,且常伴有自责。**

"虽然那次我死里逃生,但那真的只是碰巧,下次我就没这么幸运了。"

10. **生活在"世界末日"中,以至于只能体验到痛苦。**

"如果我的父母去世了,我也活不下去了。"

11. **死了1000次(在心里)。**

新的心灵游戏: 双赢游戏

你玩的危险的心灵游戏是双亏游戏,现在我们需要玩双赢游戏。

1. **100%不是唯一的目标。**

逐步提高。将目标定位为60%~80%成功,从错误或失败中学习。

2. **关键的"但是",将"积极变消极"更正为"消极变积极"。**

例如,"我秃顶了,但是这并不意味着世界末日。"

3. **"如果"游戏。**

变消极后果为积极后果。

"如果我可以学着去处理抑郁,我的生活质量是不是就高一些呢?"

4. **停止做自己最大的敌人。**

对自己善良一些、宽容一些、友好一些。

5. **事后结论。**

变自责为自我发现(学到了经验)。

6. **接受一些新的、有意义的事情。**

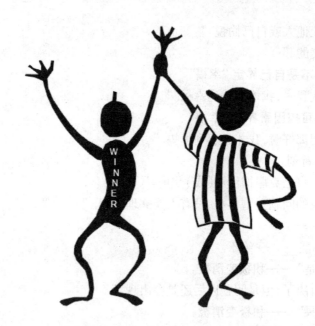

改变不合理信念

（改编自Young, 1994）

改变不合理的核心信念包括一系列渐进的步骤,这些步骤如下。

如果你已经找到自己的核心信念和潜在图式,并且已经准备去改变它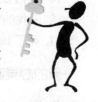们,那么你就可以依照以下的步骤来逐步作出改变:

注意: 不要绝望——识别和改变你的核心信念是一个非常困难的过程,并且你也不能指望立即就有成效; 但是,你可以先通读下面的内容,然后再回过头来解决问题。

改变过程的第一步已经在"识别你的图式"里提到了。

步骤	策略
1. 识别你的核心信念	运用**垂直箭头技术**
2. 检验这些潜在图式是如何发生发展的	检查早期的重要经验
3. 弄明白你的图式如何得以存在	**维持**、**回避**以及**过度补偿**
4. 增加你的警惕性,明白你的核心信念和图式是如何在你沮丧的时候被引发的	记录**图式日记**
5. 向核心信念和图式提出质疑	通过五项**信念错误测验**、**图式日记**以及**行为实验**来完成
6. 当核心信念和图式被激活时,质疑并修正自己的反应	运用**闪存卡**,对自己的反应作出有意识地改变
7. 继续步骤6直到图式不再被激活或者对图式的反应发生改变	持续不断地**练习**! 因为图式已经存在很长时间了,它们需要花费很长时间去改变。但是,通过不断运用闪存卡等策略,适应不良的图式最终会被减弱,并被更具适应性的信念和行为模式所替代

改变的策略

写图式日记

就像记录负性自动思维一样,每天记下你的图式是很有用的。

这样的日记可以帮助你清楚地意识到哪些图式最常被激活,哪些图式引起你最多的问题。而这些,就是你最需改变的图式。

图式日记包括以下内容:

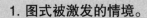

1. 图式被激发的情境。

2. 情境所激发的图式。

3. 你怎样处理或应对这一情境。

当图式被激活时,你做了什么?

你的这些行为以某种方式使你的图式得以存在吗?

4. 关于图式的彻底检验。

例如,使用**五项信念错误测验**,见下页。

5. 以后生活中再遇到此类情境时,你如何做得更好?

这包括更加现实可行和(或)更具适应性的思维或行为。

可以用五项信念错误测验来对你的核心信念以及图式做一个彻底的检测。

1. 客观分析

客观分析类似于从外部角度观察自身——以事件事实为依据,鉴定你的想法或信念。尽可能地把自己放在最理性的位置上(例如,将自己想象为一个科学家或者法官),将自己的信念当做科学实验或者法庭案件。

· 审视这些信念时不要被信念引发的感受所干扰,我们认为正确的信念未必正确(存在"情绪性推论"的"认知歪曲")。

· 根据事实判断此信念正确还是错误?

· 此信念在客观证据面前是否站得住脚?

2. 标准化分析

此分析把信念或想法做了分类,以便与这些信念进行恰当地辩论。

· 判断这个信念是否为非理性信念。

· 判断该信念是否存在认知歪曲?

· 如果坐在我旁边的这个人持有这一信念,我是否会认为它是一个合理的信念。

3. 实用性分析

关于这些信念最重要的一点就是它们存在的目的。要确定某一信念或想法对你是否有用,考虑以下3个问题:

· 这个信念让我感觉好些了么?

· 这个信念帮助我达成目标了么?

· 这个信念使我和他人相处愉快么?

4. 一致性分析

如果一个人在某些情境中持有某一信念,而在另外相似的情境中持有与之大相径庭的信念,那么说明这一信念是错误的,或者至少是值得怀疑的。信念的不确定性说明个体有时是理性思考多一点,也说明这一信念并不适用于所有情境。

· 在相似情境中,我总是这样想吗?

· 他人在相似情境中与我的想法一致么?

5. 逻辑分析

有关逻辑分析的细节详见下页。

· 陈述你的信念。

· 发现并检验你的证据。

· 宣布你的结论。

逻辑分析

逻辑性分析是检验我们核心信念的最有力的方式之一。它要通过试验来检验信念的正确与否。

为了检验某一信念或者说法是否正确,我们需要考虑以下3个方面:

1. 知道信念的**意义**。
2. 信念的**检验方法**(通过搜集证据来支持或驳斥这一信念)。
3. **依据事实证据**,得出支持或反对的**结论**。

分析的3个步骤:

1. **陈述你的信念。**
   首先对你的想法作出有意义地陈述。
   垂直箭头技术已经帮助你更准确地做这些。
2. **发现并检验你的证据。**
   a)运用你的感官。
   b)询问权威人物。
   c)找出多数人所想。
   d)利用你的推理和逻辑分析。
   e)运用你自身的经验。
3. **宣布你的结论。**

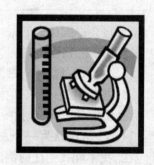

练习——逻辑分析作业表

陈述你的信念: 用可分析的形式将你的信念呈现出来(也就是说,是一个陈述而不是一个疑问或者问题)。

发现并检验你的证据: 你计划如何搜集证据? 运用你的感官,询问权威人物,运用自身经验,运用推理及逻辑,找出大多数人所想,还是进行一项试验?
计划:
你将会得到什么证据?
证明信念错误,包括:
证明信念正确,包括:

宣布你的结论:
证据是:

因此,信念是:

如果你的信念被证明是不准确的,那么,**你要么相应地修正你的信念,要么直接抛弃这些信念。**

逻辑分析作业表示例1

陈述你的信念: 用可分析的形式将你的信念呈现出来(也就是说,是一个陈述而不是一个疑问或者问题)。

我毫无价值。

我对别人一点儿益处都没有。

发现并检验你的证据: 你打算如何搜集证据? 运用你的感官,询问权威人物,运用自身经验,运用推理及逻辑,找出大多数人所想,还是进行一项试验?

计划:

1. 了解别人是怎么想的。

2. 寻找例证——即使对别人没有用处,这些人也是有价值的。

你将会得到什么证据?

证明信念错误,包括:

1. 5个人都说一个人即使对别人没有用处,他也可以有价值。

2. 找到另外3个人,他们虽对别人没有益处,但并非毫无价值。

证明信念正确,包括:

1. 5个人都认为一个人如果对别人没益处,则没有价值。

2. 我不能找到任何例证。

宣布你的结论:

证据是:

1. 5个人都说,即使一个人没有做任何益于他人的事情,他/她也可以有价值。

2. 我找到2个离休人员以及一位失业人员,虽然他们没有直接有益于他人,但我仍然非常敬佩他们,且不认为他们毫无价值。

因此,信念是: 错误的。

如果你的信念被证明是不准确的,那么,**你要么相应地修正你的信念,要么直接抛弃这些信念。**

逻辑分析作业表示例2

陈述你的信念:

我不能忍受批评。

别人批评我,这真是糟糕透了。

如果别人批评我,他们一定是讨厌我。

100

发现并检验你的证据： 你打算如何搜集证据？运用你的感官，询问权威人物，运用自身经验，运用推理及逻辑，找出大多数人所想，还是进行一项试验？

计划：

当有人批评我时，弄清楚他们对我的感受。可以让其他人去询问。

你将会得到什么证据？

证明信念错误，包括：

别人的回答表明他们并没有特别讨厌我。

证明信念正确，包括：

别人的回答表明他们确实非常讨厌我。

宣布你的结论：

证据是：

我的上司批评了我的工作，所以我问她是不是很讨厌我，她笑着说这是对事不对人。她还说为了让我工作做得更好，她尝试着给我一些建设性的反馈。

因此，信念是：错误的。

练习——图式日记

1. 记录一个具体的情境，在此情境中，某个核心信念或者潜在图式被激活。

_____

_____

_____

2. 被激活的核心信念或者潜在图式是什么？

_____

_____

_____

3. 我怎样应对这一情境（即当图式被激活时，我做了什么）。这么做有用吗？

_____

_____

_____

_____

4. 检验这个核心信念或图式（如通过五项信念错误测验）。

_____

_____

_____

_____

_____

5. 我怎么做可以更好地应对以后生活里的此类情境？
包括更加现实可行的或更加适应性的思维方式及行为。

_____

_____

_____

闪存卡

坚持写图式日记一段时间之后，你可能会发现，某些特定的核心信念或图式总是会突然冒出来，而你总是用同样的策略应对他们。你可能会觉得，这个时候通过闪存卡来总结挑战信念的过程会更加准确。

闪存卡通常是一张小卡片，它包含了以下内容，这些内容是由几句总结性的句子（以对个体有意义的方式写下来）组成的：

· 承认你的**负性情绪**和被激活的**核心信念或图式**。

· **挑战**你的信念。

· 作为今后应对核心信念/图式的几种**可供选择的方式方法**。

闪存卡可以放在你的钱包里或者口袋中，当你意识到那些无用的核心信念/图式又突然出现时，你可以拿出来看看。

练习：将你闪存卡上可能包含的内容写在下面的空白处。

被激活的负性情绪：

_____

_____

被激活的图式：

_____

_____

_____

现实可行的挑战：

_____

_____

可供选择的方式：

_____

_____

_____

_____

第六次会谈——小结和建议

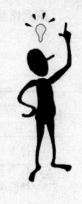

小结:

· 找到核心信念之后,通过写**图式日记**,你可以更加清楚地意识到,在沮丧的情境中,这些信念以及与之相关的思维、行为、情绪(图式)模式是如何被激活的。

· 通过五项信念错误测验,你可以检验和挑战无益的信念。

· **客观分析:** 仅以客观事实而不是其他为依据检验信念。

· **标准化分析:** 将信念或者观念进行分类,以便与之进行恰当地辩论。

· **实用性分析:** 可以说明一个信念对你是否有用。

· **一致性分析:** 考察你在不同的情境中是否观念相似,或者不同个体在同一情境中是否观念不同。

· **逻辑分析:** 是一种检验信念的科学方法。此种分析包括陈述信念、检验证据以及以事实为基础得出结论。

· **闪存卡**,可以在核心信念突然出现时,帮助你快速而准确地挑战这些信念。

建议:

√ 当你找到你的深层信念后,写**图式日记**可以帮助你识别哪些核心信念和潜在图式是**最需改变**的。

√ 使用**五项信念错误测验**对你的无益信念进行**彻底检验**。

√ 当你尝试改变信念一段时间后,你可以使用**闪存卡**来总结你与信念辩驳的过程(和可供选择的反应方式)。

√ 将你的思维模式从"双亏"调至"**双赢**"。

家庭作业——第六次会谈

1)继续挑战无益信念。继续运用认知重构记录表(在下一页)、对抗思维和座右铭。

2)继续记录**活动日程表**(包括"饼干罐子"练习及常规练习)。

3)如果还没有运用垂直箭头技术,你可能需要利用它来识别深层信念。

4)运用五项信念错误测验来检验你的信念,尤其建议你使用**逻辑分析**。

在这里记录你有关家庭作业的计划/想法:

_____

_____

_____

_____

_____

_____

_____

家庭作业练习

认知重构记录表

（改编自Beck, 1995）

日期	情境	自动思维	情绪	有益或有利的反应	结果
	描述: 1. 导致不愉快情绪的现实事件	1. 写下在情绪发生之前的自动思维	1. 将情绪具体化,如悲伤、焦虑、愤怒等	1. 写下对自动思维有益的反应	1. 重新评估你相信最初的自动思维的比例（0~100%）
	2. 导致不愉快情绪的想法和白日梦	2. 评估你相信自动思维的程度（0~100%）	2. 评估情绪的强度（1%~100%）	2. 评估你相信替换的有益反应的程度（0~100%）	2. 将情绪具体化,并对其强度进行评估（1%~100%）

笔记

_____

_____

_____

_____

_____

_____

_____

（曹瑞想 译　杨华 校）

7

第七次会谈

第七次会谈 a 平衡你的生活,建立支持系统

（9：00-10：15 am）：

目标：

△ 强调生活平衡的重要性,强调改变以及发展自己的社会支持网络是一个过程——该如何建立社会支持系统并使之为你带来好处呢?

△ 回顾第六次会谈的学习内容,检查家庭作业的理解和完成情况,对迄今为止的学习内容和家庭作业进行团体讨论。

△ 继续讨论第六次会谈中学到的一些策略,包括识别和修正无益的核心信念以及图式。

△ 讨论人际交往和人际关系以及社会和家庭支持系统的重要性。做一些关于构建支持系统的练习。

（上午茶时间 10：15-10：45 am）

第七次会谈b 人际关系

（10：45-12：00 pm）：

目标：

△ 建立新的关系,修复及维持既有的关系,是建立社会支持系统工作的一部分。

△ 与人际关系有关的一些困难情绪（比如愧疚和愤怒）以及对记忆或回忆作用的探讨。

△ 介绍一些增进人际关系的技能。

（午餐时间 12：00-1：00pm）

第七次会谈c 家庭作业/团体作业

（1：00-1：30 pm）：

家庭作业中的活动包括：

就团体之外的生活进行讨论,审视自己在生活中能否获得资源以帮助自己继续提高自我觉察的能力,改善心理健康。在本手册的最后,将为大家提供一份读书清单。

第七次会谈d 放松

（1：30-2：00 pm）

平衡你的生活

练习正念(见第五次会谈)是一种有用的途径,它有助于改变你生活各个方面的积习。除此之外,为了帮助你判断哪些事情是重要的、值得思考的,而哪些事情不重要,可以将其搁置,你可能需要审视自己所担心的东西。

Δ 在**平衡表**中分别列出你生活中非常重要、重要和不重要的事情。

Δ 这种方法可以引导你提醒自己什么事情是需要应对的,而什么事情则需要放到一边。

Δ 当你判断什么事情更为重要时,问问自己:"对我而言,什么是更有意义的东西?",将你的资源放在重要的事情上,而非不重要的事情。

平衡表

很重要	重要	不重要
1.	1.	1.
2.	2.	2.
3.	3.	3.
4.	4.	4.

改变的过程: 是的,我可以

1. 我认识到了自己身上那些**无益的认知和行为**,我能改变它们。

2. 我**决定**改变以前那些无益的认知和行为,从而帮助自己更好地**应对**生活和**处境**。

3. 我对那些无益的认知和行为进行**检验**,而不是假设它们是正确的。

4. 我用自己已经发展起来的、更为积极以及更具有个人意义的认知和行为来挑战它们。

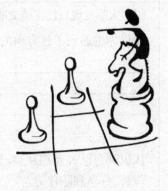

5. 我**积极改变那些**建立在以前无益的认知和行为基础之上的行为和想法。

6. 我**坚持**使用自己的**新方法**,始终如一,坚持不懈,直到新的认知和行为重新建构了起来。

7. 我已经建立了新的认知和行为,因此,我也形成了**新的习惯**。

(改编自A. Ellis)

建立支持系统

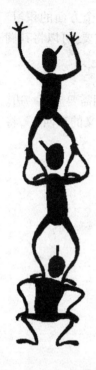

所有的人都想要一些好朋友,当他们想要找人说说话的时候,可以去找这些朋友。

家人、伙伴和朋友都是你的支持网络的候选人。

你爱他们,信任他们,他们能够不加任何评判地接受你的优点和缺点。

选择那些思想开明的人,他们能够理解你,并且可以在你进行下一步工作时支持你。

很多人发现自己的心情起伏影响到了自己的家庭生活。这种影响既可能是积极的,也可能是消极的。

你也许可以思考一下,就积极和消极这两方面说出几个例子。

有时候,人们发现召开"家庭会议",对处境和争议进行讨论,这对澄清由抑郁情绪导致的问题极有帮助。

练习:建立支持系统

很多人都发现自己在结交朋友和保持友谊方面存在困难,而且都有着各种各样的原因。如果你也遇到了这方面的问题,你觉得导致它们发生的原因可能是什么?

_____

_____

_____

认识到自己究竟想从自己的支持系统中获得什么,这是非常重要的。其中一些有支持、理解、分享和陪伴等。

_____

_____

_____

你想要从自己的支持系统中得到什么?

_____

_____

_____

提示:

- 在心境障碍患者的支持团体中做一个积极的成员。
- 参加社区活动以及特别兴趣团体。
- 做义工。
- 相互支持。
- 与朋友和熟人保持联系。

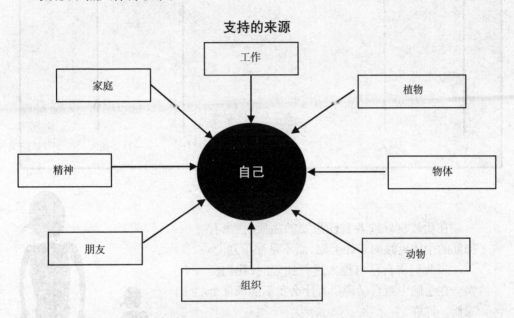

支持的来源

举例:

自己……首先,你需要直视你自己,接受自己才能够充分地欣赏别人。

工作……工作有没有报酬,日常琐碎的任务。

植物……拥有一个花园,或者只是把植物装在花盆里面,看着植物们生长。

物体……书籍、电视、广播(音乐)、电脑(互联网)。

动物……养一只宠物,喂养野鸟。

组织……图旺私立医院、支持团体、图书馆、大学。

朋友……结交新朋友、巩固既存的友谊、保持联系。

精神……可能是上帝,或者是自然界本身的力量。

家庭……核心家庭或者大家庭。有些家人我们是无法选择的,但还有一些人我们却可以把他们当做家人。

通常,当我们遭遇困境时(尤其是情绪方面的问题),我们倾向于"切断"所有的人际联系,并感到自己受到了孤立。尽管非常困难,但是我们还是得依靠自身支持资源的帮助。确实,它会伤害我们的自尊心,但是,如果我们不这样做,感到孤立无援就是我们为之付出的代价。

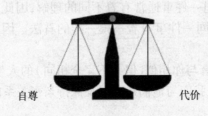

自尊　　　　　　　代价

社会比较的问题
对自己和他人之间的比较

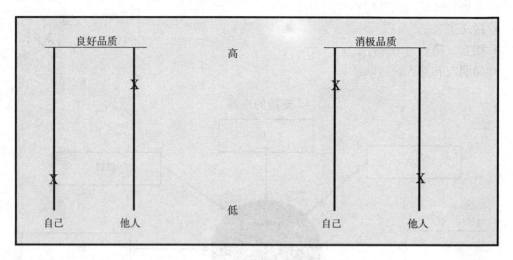

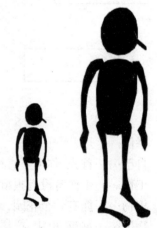

在比较良好或者自己想要的品质时,患有抑郁的个体更倾向于往上划,而不是往下划。

当我们将自己与他人进行比较时,我们经常会在头脑中跟自己说:"为什么我不能像那个家伙一样好？"

你总是将自己与一个处境更好的人做比较。那为何你不把自己与一个不如你幸运的人来做比较呢?

同时,在比较**消极**品质时,患有抑郁的个体更倾向于往下划,而不是往上划。比如说:"为什么那个家伙的消极品质比我少?"

关键在于培育和尊重自己**本身的能力**和天赋,对于任何你想要提高的领域,你都需要做出理解并**付诸行动**。关于这一点,我们将在后面的**探索困难情绪**这一部分中进行讨论。

关系: 认知的相互作用

在人际交往中,人们对同一件事通常有着不同的理解,因此,他们各自的情绪反应也有不同。几乎没有哪两个人对同一件事有着一模一样的看法。因此,也没有哪两个人有着相同的情绪反应。

与你亲近的人通常会持有与你相似(但并不完全相同)的人生观; 因此,与他们分享我们的期望、价值和生活的意义是我们与他们建立以及保持亲密关系的主要部分。

也许,两个人对一件事情的看法完全相反,都保留了各自的不同意见。但是,当两人在很多方面都意见相佐时,也许他们就不会再有心灵之间的交汇了。我们可能无法与这些人建立友谊,或者我们与他们之间既存的友谊关系会开始减弱。

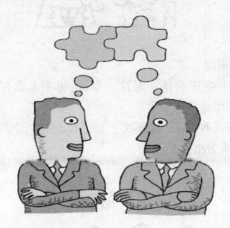

我们在下面呈现的模型描述了认知之间的相互关系。它也说明,人际冲突可能会由人们对事件不同的解释而引发。

重点:

聚焦于认知差异:

- 内容。
- 两个圆圈之间的距离。
- 两个圆圈重叠的大小。
- 过程。

人际关系冲突认知模型的韦恩图解

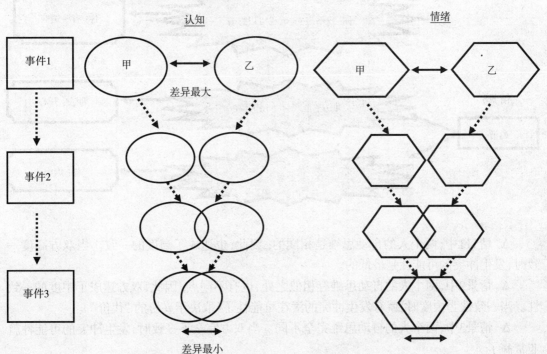

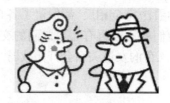

人际关系冲突: 认知模型

接下来,我们将以请客吃饭为例。对这一事件,每个人都有各自的自动思维,从而影响着他们各自对这一事件的情绪反应。

这一事件可能会有好几种结果;这取决于每一位与这一事件有关的人,他们各自的自动思维发生着相互作用,影响着事件的结果。

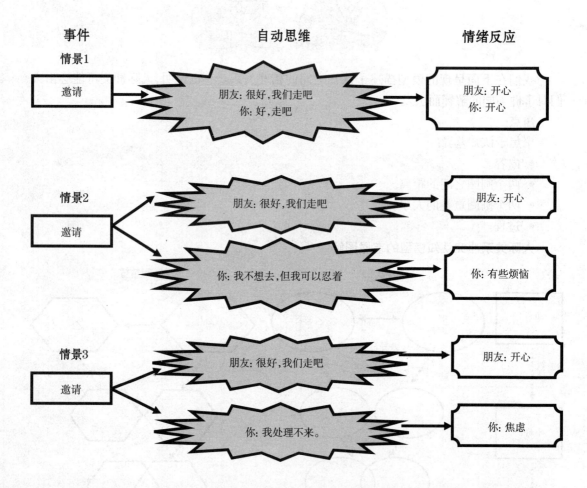

事件	自动思维	情绪反应
情景1		
邀请	朋友: 很好,我们走吧 你: 好,走吧	朋友: 开心 你: 开心
情景2		
邀请	朋友: 很好,我们走吧	朋友: 开心
	你: 我不想去,但我可以忍着	你: 有些烦恼
情景3		
邀请	朋友: 很好,我们走吧	朋友: 开心
	你: 我处理不来。	你: 焦虑

△ 情景1中,两个人的自动思维是相同的;因此,也达成了高度的一致。当双方高度一致时,发生冲突的可能性是最低的。

△ 情景2中,两个人的自动思维有相似之处,也有不同点;因此,双方达成了中度的一致性。当一致性为中度时,就有发生冲突的潜在可能性了(取决于妥协的"代价")。

△ 情景3中,两个人的自动思维完全不同。当双方完全不一致时,发生冲突的可能性就非常高了。

当一致性降低时,冲突的可能性便会增大。

　　人际关系冲突的认知模型可以帮助我们理解人际关系中的问题是如何发展来的,尤其是当个体处于焦虑或抑郁状态的时候。

　　下图展示了一个关于人际冲突的认知模型。

人际冲突的认知模型

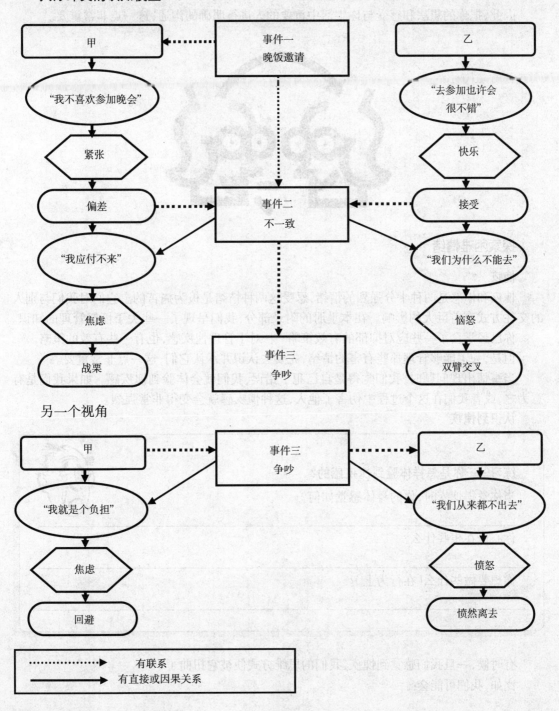

另一个视角

现在,你也理解了这一点,在人际交往中,同一件事情对于每个人的意义都各不相同。每个人都在依据自己的核心信念和图式发生着行为。

对于某位个体而言,邀请意味着热情和快乐,而对另一位个体来说则意味着畏惧。然后,后者的反应(后者缺乏外出的欲望)对伙伴来说又变成了一个事件。如果缺乏外出的欲望被视为懒惰、不愿尝试、恶意等,人际关系的冲突便开始了。

> 如上所述,焦虑或抑郁的症状会被别人所误解,从而引发人际冲突。
>
> 因此,把你的想法和感受与你生活中重要的人进行明确的沟通,这一点非常重要。

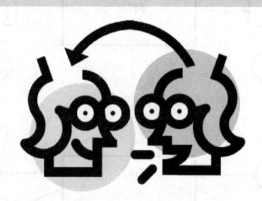

探索困难情绪

愧疚

愧疚和愤怒是两种十分强烈的情绪,忍受这两种情绪是极为痛苦的。它们对我们与别人的交往方式有着巨大的影响。在本手册的附录部分,我们呈现了一些关于愤怒管理的知识。

你已经学会了一些应对抑郁的有效策略——对于管理愧疚感,也有一些有效的策略。

但是,为了能够管理那些有害的情绪,先要去认识并承认它们,这一点非常重要。

当事情出现问题时,我们觉得是自己犯了错误,我们就会体验到愧疚感。如果我们是有意为之,或者我们在这个过程中伤害了他人,这种愧疚感就会变得非常强烈。

认识到愧疚

练习——你是怎样体验到愧疚感的?

当你觉得愧疚时,你的身体感觉如何?

_____

你心里在想些什么?

_____

你想要做些什么(在行为上)?

_____

有时候,一旦我们感觉到愧疚,我们的思维方式便被它扭曲了。

比如,我们可能会:

Δ 因为我们无法预知或无法控制的事情而**责怪**自己。

Δ 使用**情绪化的推理**——比如,"我感到愧疚,所以这一定是我的错,或者,我一定做错了什么"。

Δ 使用**应该式的叙述**——比如,"那天他开车去上班,我本来应该阻止他的"。

Δ 使用**非黑即白式的思维**(尤其是当这件事发生在童年或青春期时)——比如,"你要么是对的,要么就是错的。如果你错了,你就应该付出代价!!"

愧疚管理

认知策略

练习——检视你的"愧疚"思维

试着检视自身与愧疚有关的想法。

_____

你能识别出任何认知方面的扭曲吗?

_____

如果你能,那么更为现实的想法是什么呢?

_____

权衡个人责任

(Padesky和Greenberger,1995)

有时候,为了更为平衡地看待我们自身在某个事件中的责任,我们需要详尽地考察所有导致那个事件发生的原因。

以下是一种考察的方法:

练习——权衡你自身的责任

1. 画一个圆圈,待会儿用来绘制饼图。

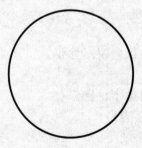

2. 将这个事件涉及的人或事情列表。

_____

3. 开始绘制饼图,按照每个因素负有的责任绘制(把你自己的那一部分放在最后,这样你就不会过早地把太多原因归到自己身上了)。

---

4. 绘制完饼图之后,看看你归结给自身的责任有多少。

a. 如果你负的责任并不是很大,那么这个图是怎样**影响你的愧疚感**的?

_____

b. 如果你确实负有大部分的责任,也许你可能要考虑一下**改正错误**?

_____

改正错误

（Padesky和Greenberger,1995）

如果你已经对别人造成了伤害,改正错误对于治愈你自己以及双方关系的和解都大有裨益。

改正错误包括:

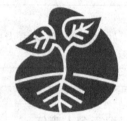

a. 认识自己错误的做法以及自己给别人带来的伤害。
b. 鼓起**勇气**,去面对被你伤害的人。
c. 请求对方的**原谅**。

打破沉默

（Padesky和Greenberger,1995）

也许你一直都为自己曾经做过的某件事情感到内疚,但是从来没有告诉过任何人。也许是因为你觉得,如果说出这个秘密会招致他人的谴责和拒绝。然而,当人们最终说出那个保守许久的秘密,人们的接纳和支持通常会让他们感到非常之惊讶。

如果你决定要与某人分享一件麻烦事,以下这些做法可能是有益的:

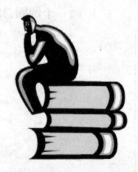

• 选择一个你最信任的人。
• 选择一个**时间**,你让自己有足够机会说出你要说的话语,而且能获得充足的反馈。
• 试着诚恳地告诉对方,对于说出这个秘密你有多么在意,你这么做对你而言有多么之不容易。

首先,你可能想要与你的治疗师讨论这个事情。你的治疗师能够支持你,也可能会就说出你的秘密这个事情提供更进一步的建议。

原谅自己

（*Padesky*和*Greenberger*,*1995*）

没有人是完美的——**谁都会犯错**。

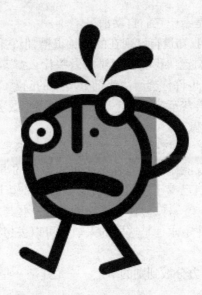

我们犯错之后可能会觉得十分愧疚,但是犯错并不会使我们成为一个不好的人。自我原谅有助于缓解你的愧疚感。

自我原谅包括:

- **认识到**自己本身的缺点和错误。
- **接受**自己的不完美。
- 对自己有一个更为**全面的看法**; 认识到自己既有美好的品质,也有不好的品质,而缺点不会使自己变成不好的人。

改变我们对不愉快事件的记忆

我们在生活中会遇到各种各样的事情,它们都同时具有着积极和消极的影响。比如说中风,这件事情一开始会有很多消极的影响。然而,慢慢地,就会出现一些积极的影响。

消极的方面:		积极的方面:
脑内组织死亡、失去知觉、四肢疼痛、心理伤害		对于自我和死亡更加接纳、更可能把家庭和生活方式放在首位

通过回溯并唤醒一个事件中更为积极的方面,降低其消极的方面,我们可以对自己的记忆进行重新修订。不管是现在还是将来,往事都将会再度回来侵扰你,如果你聚焦于消极的方面,它们便会越来越壮大。这种感觉,就像是你在自己的脑海里面"死了1000次"一般。

当糟糕的事情发生时,你能做些什么?

> 试着去应对,而不是希望它们自动消失。
>
> 修正你脑中所想:"我知道自己现在的感觉很糟,但它们会过去的"。
>
> 学会**应对**它,问问自己:"我**现在**能对它做些什么?"。慢慢地,你就会知道该如何应对这些想法了。也许你会解决当前处境中的问题,或者你决定接受自己对这件事情的想法和记忆,甚至接受这个事件本身。这些做法都可以作为一种选择,完全取决于你想怎么去做。
>
> 做一些积极的事情——**接受**事实,接受存在。而不是认为"它本不应该是这样"。在过去,也许你没能做出一些你本来可以做到的事情,但是现在的你比原来的你好了很多。去做自己善于做的事情,而不是寄希望于你过去所拥有的东西。你无法跟过去的自己一模一样,但你仍然能够拥有一些与之相似的东西。接受现在的你,并不意味着你注定永远是这样的人。你可以去想清楚自己想要达到的目标,并为之付出努力。
>
> 试着将自己的**注意力分散**到别的事上——尤其是一些积极的事情。

记忆与心境

尽管我们在极大程度上仰仗着记忆来生活,但它其实并不是关于我们生活的精确描述。有时,某些因素会影响记忆中储存的东西,还有些因素会影响记忆的检索,而情绪是影响我们记忆内容的主要因素。

开心的心境

让我们更容易记住

快乐的经历

不开心的心境

让我们更容易记住

不快乐的经历

在日常生活中,不开心的人更容易将注意力集中在那些消极的主题上面,而这刚好与他们之前所持有的消极经验相匹配。因此,当我们不开心时,我们可能会对自己的过去产生相当扭曲的消极观点,从而让我们变得更不快乐。

所以,聚焦于当下才是最为重要的,不应当聚焦于往事。我们无法改变自己的过去,但我们能在当下去选择自己想要的生活。

这里有一些关于活在当下的建议：

不要把过去带到现在

不管它是积极的、还是消极的过去。

消极的过去——创伤经历、暴力。每当我们回顾这些往事，我们就会在当时的情景中添加着一些东西。

积极的过去——比如，我们现在已经秃顶了，但是我们却不断地回忆着并渴望着过去的满头乌发。

不管你的过去充满幸福，还是创痕累累，不要用它们再来惩罚现在的自己了。

不要把将来带回到现在

试着不要去担心你确实无法控制的事情。

试着不要对未来的事情太过悲观。

不要把你对未来的预测或解释当做事实。

活在你自己的当下

你现在年纪、健康和处境。

你的日常琐事和工作。

坚持那些对你而言十分重要的东西，而那些不重要的部分就随它去吧。

第七次会谈——小结和建议

小结

△ 我们每个人都需要社会支持系统。

△ 支持你的人应该是你所信任的人，他们**不带评判性地接受着**你的优缺点。

△ **修复**人际关系可能会伤害你的自尊心，但如果不这样做，你将为此付出代价——你会变得孤单。

△ 当交往双方的一致性**减少**时，发生冲突的可能性就**增加**了。

△ 抑郁的症状可能会被他人误认为是懒惰或者充满恶意的行为等。这种误解可能会导致冲突的发生。

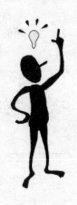

△ **愧疚**和**愤怒**都是非常强烈的情绪，当我们与他人相处时，这两种情绪会给我们带来**消极的影响**。

建议

△ 建立社会支持系统——聚焦于**新关系**的**建立**以及**既有**关系的**修复**或**维持**。

△ 学会识别自己关于**愧疚**和**愤怒**的情绪体验。

△ 通过认知策略、权衡个人责任、道歉、打破沉默以及原谅自己学会**管理愧疚**。

△ 预先识别高危情境并做好准备，以**阻止高水平的愤怒**（见附录）。

△ 使用暂停、深呼吸、分散注意力以及认知技术等策略来**管理愤怒**。

家庭作业——第七次会谈

1）继续**挑战**自己的无益思维。继续使用认知重构记录表（见下页）、"对抗思维"和"座右铭"。

2）继续填写"**日常活动计划表**"（包括"饼干罐子"和常规的练习）

3）如果你没能完成，也许你可以试试使用**垂直箭头技术**来识别你的深层信念。

4）也许你还想用"**五项信念错误测验**"来检验你的信念。我们将特别推荐你使用**逻辑分析法**。

5）聚焦于慢慢地建立自己的**支持系统**。这可能会包括建立新的关系以及（或者）维持或修复既有的关系。

在这里记录你有关家庭作业的计划/想法：

_____

_____

_____

家庭作业练习

认知重构记录表

（改编自Beck，1995）

日期	情境	自动思维	情绪	有益或有利的反应	结果
	描述： 1. 导致不愉快情绪的现实事件	1. 写下在情绪发生之前的自动思维	1. 将情绪具体化，如悲伤、焦虑、愤怒等	1. 写下对自动思维有益的反应	1. 重新评估你相信最初的自动思维的比例（0~100%）
	2. 导致不愉快情绪的想法和白日梦	2. 评估你相信自动思维的程度（0~100%）	2. 评估情绪的强度（1%~100%）	2. 评估你相信替换的有益反应的程度（0~100%）	2. 将情绪具体化，并对其强度进行评估（1%~100%）

笔记

_____

_____

_____

_____

（罗厚员 译　成颢 校）

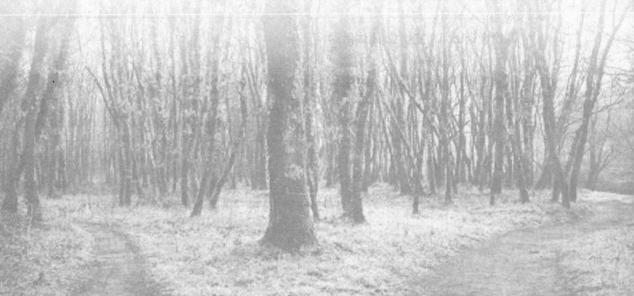

第八次会谈

第八次会谈a　回顾以及对病情复发的预防

（9：00-10：15 am）：

目标：

1. 介绍预防病情复发的有关概念,探讨未来的管理问题。

2. 回顾第七次会谈的学习内容,检查家庭作业的理解和完成情况,对迄今为止的学习内容和家庭作业进行团体讨论。

3. 病情复发的预防以及未来的管理问题: 提醒团体成员改变的过程是循序渐进的,很难避免症状反复的情况。需要强调这样一个概念: 提高不抑郁天数与抑郁天数之间的比值。

4. 鼓励团体成员设置未来的目标(既包括短期目标,也包括长期目标)。

（上午茶时间 10：15-10：45 am）

第八次会谈b　未来的管理

（10：45-12：00 pm）：

目标：

进一步探讨未来的管理问题,包括知晓和预见高危的情境。

（午餐时间 12：00-1：00 pm）

第八次会谈 c　家庭作业/团体活动

（1：00-1：30 pm）：

系列缓解抑郁的自助策略。重点在于选择以及根据你每天的心境和精力水平选择适合的策略。

第八次会谈 d　放松

（1：30-2：00 pm）

维持

切记:

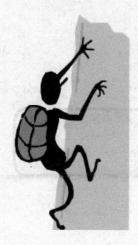

1. 病情的改善是循序渐进的。
2. 你正在打破一个习惯——这项工作的进程是缓慢的。
3. 病情改善比率=不抑郁天数／抑郁天数。
4. 不要期望变得完美——前进三步,再后退一步也没什么。
5. 症状反复并不代表治疗的失败——这是预料之中的事情。

关键在于:

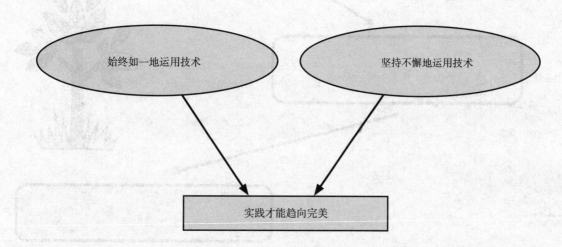

谨防那些不切实际的期望,比如:"我必须永远摆脱抑郁的困扰","我需要一个保证,好让我知道事情必然会如此"。

我们需要接受: 有些事情你永远都无法改变。

改变那些你能改变的事情。

改变的4个水平

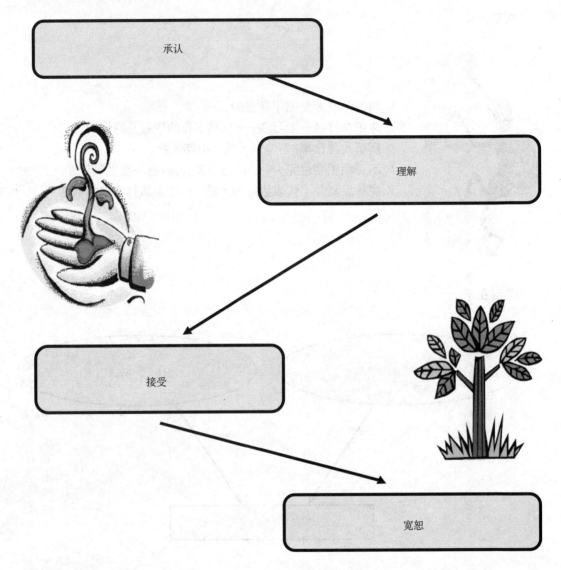

承认

理解

接受

宽恕

设定目标

设定目标能够帮助我们取得持续的进步——如果你都没有设定目标,又何谈实现目标呢?

以下我们将提供一些建议,以帮助大家设定合适的目标:

目标越具体越好
    一个模棱两可而又不够明确的目标是难以实现的,目标应当简明扼要、清晰而又明确,它需要足够具体,好让自己知道该如何达到这些要求。
	目标应有意义
	    如果目标对你而言具有意义,你就更有可能会不断地坚持,直到它最终完成。仔细考虑一下,你到底想获得什么呢?

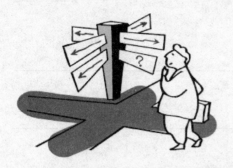

目标需要具有现实性

若你将目标设定得不切实际(比如，要求自己在每一方面都做到完美，要求自己永不抑郁)，那你注定要遭到失败(没人能达至完美，也没人能够永不抑郁——其实，永不抑郁并不健康！)。另外，你还需考虑一下，要达到你设定的目标，哪些技能或资源是必需的呢？

设定一些可以实现的短期和长期目标

有些目标实现起来所需要的时间要长一些，还有的目标会包含着一系列的子目标。所以，为了获得成就感和控制感，设定一些短期目标对我们大有裨益。

而你在心中也需要设定一些长远的目标，对这些短期目标进行方向上的引导。

将你取得的进步记录下来

对自己在短期和长期目标方面取得的成果进行记录。这将有利于维持动机，以最终完成短期目标，也会让我们感到长期目标的完成也胜利在望了。达成短期目标的过程中，你需要奖励自己的一些成功步骤，然后让自己谨记在心：当你最终实现长期目标，你将获得一个更大的奖励。

设定目标的步骤

步骤	细节
1. 反思	迄今为止你都学到了些什么？ 你目前取得的结果如何？ 你希望自己最终变得如何？
2. 制定长期目标	考虑清楚自己最终的希望之后，你需要想出一些长期的目标。写下这些长期目标
3. 制定短期目标	认真考虑一下自己设定的长期目标，然后将它分解为一些更小的短期目标，这将有助于你最终实现它们。写下这些短期目标
4. 评估	为了实现长期目标，是否需要设定更多的短期目标？ 你的长期目标会将你带到你想去的地方吗？ 你的目标切实可行吗？ 你具备实现目标所必需的那些技能或资源吗？ 如果你不具备，考虑一下，并详细说明你将如何以及何时去获得这些技能和资源(如果可能的话)

练习——设定你自己的目标

长期目标

短期目标

实现长期和短期目标所必需的技能和资源

预防病情复发

症状反复与病情复发

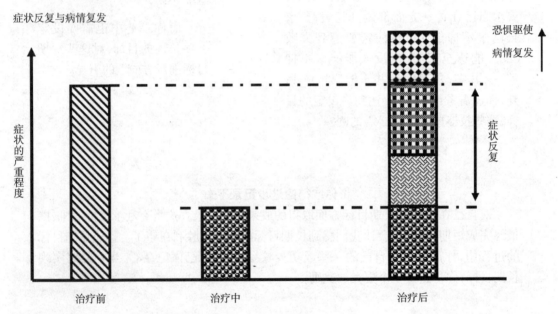

关于症状反复:
1. 症状反复是正常的,是在预料之中的。
2. 症状反复并不危险,也不意味着治疗的失败。
3. 症状反复可以是改变和自我矫正的一次机会。

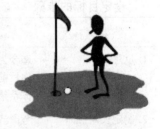

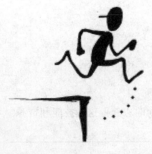

不要:
1. 不要将症状反复转变为病情复发——理解并接受:症状反复是病情改善过程中的一部分。
2. 不要重拾过去那些适应不良的认知和行为模式,否则只会给症状反复火上浇油。
3. 不要过度思虑。

预防症状反复转变为病情复发

⊙ 对高危情境进行监察并做出准备。

⊙ 完成以下每一个步骤：

1. 降低期望。

2. 运用行为策略——预先进行练习。

3. 准备好候补的计划，以备症状加重时使用。

4. 如果症状出现反复，可能出现的最糟后果是什么？

——运用垂直箭头策略——你能忍受它；无须害怕。

5. 继续使用认知策略进行练习（例如，挑战无益的自动思维）。

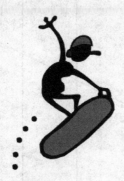

改变生活方式，以保持生理和心理健康。

合理膳食、加强锻炼和保证充足的睡眠，以维持身体的功能。

切记：对自己更好一些、更温柔一些。

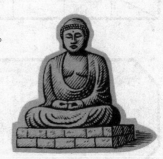

心理健康的维持

我们会对自己的爱车进行定期的常规检查和保养。现在，我们也需要对我们的心理健康进行定期的常规检查和保养。

通过以下方式来呵护你的心理健康：

1. 良好的生理健康是心理健康的基础，所以：

—合理膳食。

—进行常规而定期的锻炼。

2. 平衡工作与日常生活。

3. 定期拜访心理健康专家，接受心理咨询。

4. 在心理层面上照顾自己。

—将疑问带来的益处留给自己，而非总是交与别人。

—对自己更友好、更宽容一些。

—尽量去做B活动。

—留意自己积极的一面,并学会欣赏它们。

缓解抑郁的自助策略

下面这个图表代表的是使用认知行为疗法治疗抑郁症的典型进展过程。

行为策略

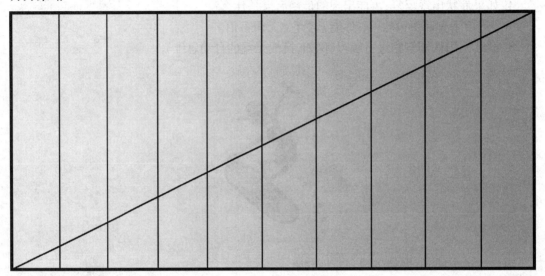

认知策略

治疗过程早期,聚焦于照顾自己、放松训练以及计划一些定期的娱乐活动等。

治疗过程后期,随着抑郁心境的缓解,开始聚焦于认知策略,比如:思维捕捉,对消极思维进行驳斥,对造成心理问题的核心信念进行识别和挑战。

运用自助策略

以后,你可以沿着表格的对角线前后移动,根据你当天的心境、可以支配的时间和精力来选择对自己最有用的策略。

不论你的感觉如何之糟糕,你还是能够以某种方式来帮助自己。

我们在整个治疗过程中学习过多种应对策略,请你根据自己的情况进行选择,并填写前面的自助策略表格。

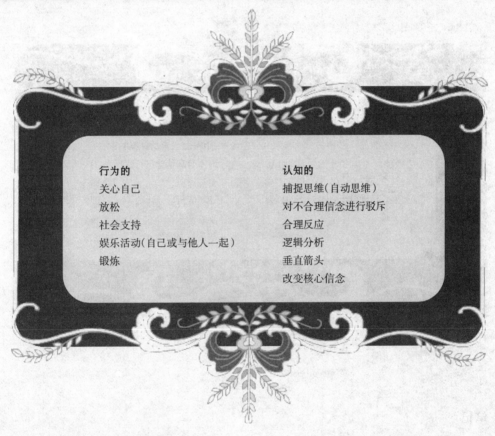

行为的	认知的
关心自己	捕捉思维(自动思维)
放松	对不合理信念进行驳斥
社会支持	合理反应
娱乐活动(自己或与他人一起)	逻辑分析
锻炼	垂直箭头
	改变核心信念

第八次会谈——小结和建议

小结

1. **病情的改善是循序渐进的**——不要期望达到完美。

2. 治疗取得成功的关键在于**始终如一地、坚持不懈地**运用所学的技术。

3. 症状反复在所难免,是在**预料之中的**;它们既不会带来危险,也不意味着治疗的失败。

建议

1. **接受:** 总有些事情是你无法改变的,改变那些你能改变的事情。

2. 设定切实可行而又具有意义的目标(包括短期目标和长期目标)。

3. 不要将症状反复演变成病情复发——将它们当作改变和自我矫正的机会。

4. 不论你的感觉如何之糟糕,你还是能够以某种方式来帮助自己。

家庭作业——第八次会谈

1. 充分利用你的社会支持网络,如果有需要,可以向你的主治医生求助。当你确有所求时,恳请别人帮助自己,或者要求补习CBT的某些课程,这是抑郁管理的一部分。

2. 我们为你提供了一系列应对抑郁的自助策略。我们的聚焦点在于:你应当根据每天的心境和精力水平来选择合适的策略。

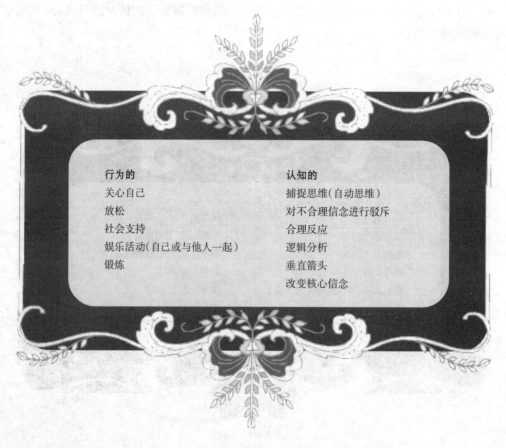

行为的	认知的
关心自己	捕捉思维(自动思维)
放松	对不合理信念进行驳斥
社会支持	合理反应
娱乐活动(自己或与他人一起)	逻辑分析
锻炼	垂直箭头
	改变核心信念

笔记

_____

_____

_____

_____

_____

(鲁淑红 译 成颢 校)

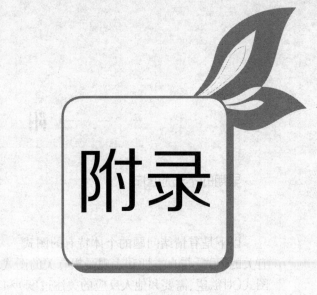

附录

附 录

早期的不适应图式

（*Young, Klosko & Weishaar, 2003*）

以下是有情绪问题的个体特有的图式。一般来说,可以把它们分为5种:与脱节和排斥有关的图式;与自主性和表现受损有关的图式;与界限受损有关的图式;与他人导向有关的图式(对欲望、需要和他人反应的关注过度)和与过分警戒及抑制有关的图式(强调抑制自发的情感、冲动和选择)。

脱节和排斥:
- 自暴自弃/反复无常
- 不信任/恶言恶习
- 情感剥夺
- 缺陷/羞耻
- 社会隔离/异化

自主性和表现的受损:
- 依赖/无能
- 容易受伤或得病
- 过度亲密/欠发达的自我
- 失败

界限受损:
- 权益/荣耀
- 自我控制/自我修养不足

过分警戒与抑制:
- 消极/悲观
- 情绪抑制
- 固执的标准/吹毛求疵
- 惩办主义

他人导向:
- 征服
- 自我牺牲
- 寻求批准/寻求认同

你可能会认同这些图式的一个或多个。在这个训练中,我们主要侧重于核心信念的识别和改变。也涉及图式,但并不是训练中主要关注的内容。如果你打算与你的治疗师尝试进行有关图式的工作,到时你也许会重新翻看这部分内容。

愤怒

愤怒可以服务于一个目的——它可以发出信号,说明有一个问题需要解决。

愤怒本身没有什么错,它会成为问题是因为:

1. 过于频繁地发生。

2. 对当时的情况来说过于严重。

3. 持续的时间过长。

认识愤怒

练习——如何体验愤怒?

你有什么身体感觉吗?

_____

你有什么想法?

_____

你想要做什么?

_____

管理愤怒

愤怒管理的第一步是认识到它的触发器。

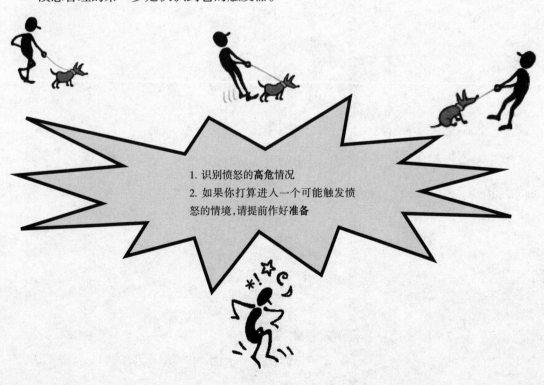

1. 识别愤怒的**高危情况**

2. 如果你打算进入一个可能能触发愤怒的情境,请提前作好**准备**

135

以下为您提供愤怒状态下不同的管理策略。

高度愤怒:

● 你需要有一些"**暂停**"。也就是说,让你自己离开那个情境。

● **深呼吸**、**放松**和**分散注意力**等策略会有助于将愤怒降低到一个可控的水平。

中度、低度愤怒:

● **反思**自己的想法,**尝试找出**自己歪曲的认知。

● 用任何更为合理的想法替换无益的想法,在此之后,你会更愿**回到**愤怒的情境,用更为适应和自信的方式处理问题。

阅读书目

抑郁和双相障碍的自助书籍

David Burns (1999). *The Feeling Good Handbook*. New York: (Plume) Penguin Publishing.

Mary Ellen Copeland (2001) *The Depression Workbook - A Guide for Living with Depression and Manic Depression (2nd Edition)*. Oakland, CA: New Harbinger Publications, Inc.

Katherina Dalton & Wendy Holton. (2001). *Depression after Childbirth: How to Recognise, Treat, and Prevent Postnatal Depression (4th Edition).* New York: Oxford University Press.

David Grounds & June Armstrong (1995). *Ecstasy and Agony – Living with mood swings.* Lothian.

Kay Redfield Jamison (1993). *Touched with Fire. Manic-Depressive Illness and the Artistic Temperament.* New York: Simon & Schuster.

Andrew Matthews (1990). *Being Happy*. NZ: Penguin.

Dorothy Rowe. (1996). *Depression – the way out of your prison (2nd edition)*. London: Routledge and Kegan Paul.

Catherine Rzecki. (1996). *Surfing the Blues: Understanding and Coping with Mood Disorders*. Harper Collins.

Martin Seligman. (1998). *Learned Optimism: How to Change Your Mind and Your Life*. New York: Pocket Books.

Susan Tanner & Jillian Ball (1989). *Beating the Blues: A Self-help Approach to Overcoming Depression*. Random.

Michael Yapko (1997). *Breaking the Patterns of Depression*. New York: Doubleday.

Jeffrey Young, Janet Klosko, & Aaron Beck, (1994). *Reinventing your life: How to break free from negative life patterns and feel good again*. New York: (Plume) Penguin Publishing.

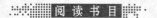

抑郁和双相障碍的自传报告:

Linda Hart (1995). *Phone at Nine Just to Say You're Alive*. Pan Books.

Matthew Johnstone (2005). *I Had a Black Dog: His Name was Depression*. Sydney: Pan Macmillan Australia.

Spike Milligan & Anthony Clare (1993). *Depression and How to Survive It*. Random.

Robin Skynner & John Cleese. (1983). *Families and How to Survive Them*. London: Methuen.

William Styron. (1991). *Darkness Visible: A Memoir of Madness*. Picador.

对于你身边的人:

Laura Rosen & Xavier Amador. *When Someone you Love is Depressed*. Simon & Schuster.

Gwendoline Smith (1996). *Sharing the Load. What to do when someone you love is depressed.*

应激和焦虑的自助书籍:

David Barlow, Ron Rapee and Leslie Reisner. *Mastering Stress 2001: A Lifestyle Approach (A Learn Lifestyle Programme)*.

Martha Davis and Elizabeth Robbins Eshelman (2008). *The Relaxation and Stress Reduction Workbook*. New Harbinger.

Susan Jeffers (2007). *Feel the Fear and Do it Anyway: How to Turn Your Fear and Indecision into Confidence and Action*. Arrow, UK.

Paul Wilson (1995). *The Big Book of Calm: Over 100 Successful Techniques for Relaxing Mind and Body*. Penguin.

（孙聪 译　王纯 校）

参 考 文 献

American Psychiatric Association (2000). *Diagnostic and Statistical Manual of Mental Disorders, 4th Edition (DSM-IV TR)*. Washington, DC: American Psychiatric Association.

Beck, J. S. (1995). *Cognitive Therapy: Basics and Beyond*. London: The Guilford Press.

Beck, A. T., Rush, A. J., Shaw, B. F., & Emery, G. (1979). *Cognitive Therapy of Depression*. New York: The Guilford Press.

Gelenberg, A., & Bassuk, A. (1997). *The Practitioner's Guide to Psychoactive Drugs*. Springer.

Haberlandt, K. (1999). *Human memory: exploration and application*. London: Allyn and Bacon.

McMullin, R. (2000). *The new handbook of cognitive therapy techniques*. New York: Norton.

Padesky, C. A. & Greenberger, D. (1995). *Clinician's guide to mind over mood*. New York: Guilford Press.

Segal, Z. V., Williams, J. M., & Teasdale, J. D. (2002). *Mindfulness-based cognitive therapy for depression: a new approach to preventing relapse*. New York: Guilford Press.

Wells, A. (1998). *Cognitive therapy of anxiety disorders: a practice manual and conceptual guide*. New York: Wiley and Sons.

Young, J. E. (1994). *Cognitive therapy for personality disorders: a schema-focussed approach*. Florida: Professional Resource Press.

Young, J., Klosko, J., & Weishaar, M. (2003). *Schema therapy: A Practitioners Guide*. New York: The Guilford Press.

作者出版书目

本列表包含了作者在抑郁症和其他障碍领域的出版物。

书籍/专著

1. Raylu, N., & Oei, TPS (2010) *A Cognitive Behavior Therapy programme for Problem Gambling: Therapist Manual*, Routledge, London 1-235.

2. Oei, TPS (2009) *A Group Cognitive Behavior Thearapy Manual For Anxiety, Fear and Phobia (in Mandarin)* , People's Medical Publishing House, Beijing, China, 1-150.

3. Oei, TPS & Tang, C (2009) *Current Research and Pratices on Cognitive Behavior Therapy in Asia,* (Eds), CBT Unit, Toowong Hospital, The University of Queensland, 1-271.

4. Oei, T.P.S., Raylu, N. & Grace, R. (2008) *Self Help Program for Problem Gamblers, Brisbane,* BRTC, The University of Queensland, 1-262.

5. Oei, T. P. S., & Raylu, N. (2007) *Gambling and Gambling Problem Among the Chinese.* Brisbane: Behavior Research and Therapy Center, The University of Queensland, 1-170.

6. Rosenvald, T & Oei TPS (2007) *Fight your dark shadow: Managing depression with Cognitive Behavior Therapy,* (Illustrated by Schmdit, M) Australia Academic Press, Brisbane, 1-137.

7. Oei, T. P. S (2007) *A group CBT treatment manual for anxiety, panic and phobia* (3rd ed.). Brisbane: CBT Unit, Toowong Private Hospital, 1-143.

8. Oei, T. P. S., & Sullivan, L. M (1996) *Panic Disorder with Agoraphobia: A Self-Help Cognitive Behavioral Therapy Manual for Carers.* Brisbane: Center for Mental Health Nursing Research, QUT.

9. Young, R. McD., & Oei, T. P. S. (1996) *Drinking Expectancy Profile: A Test Manual.* Brisbane: Behavior Research and Therapy Center, The University of Queensland.

10. Stanton, W., Silva, P., & Oei, T. P. S. (1989) *The Origins and Development of an Addictive Behaviour: A Longitudinal Study of Smoking.* Dunedin, N.Z: Dunedin Multidisciplinary Health & Development Research Unit.

章 节

1. Olsen, S., Oei TPS, & Macek, E. (2009) *The efficacy of CBT variations for Childhool Anxiety and Depression*, In Oei and Tang (eds) Current Research and Practices on Cognitive Behavior therapy in Asia, CBT Unit, Toowong Private Hospital, The University of Queensland, Brisbane, 143-170.

2. Mukhtar, F., Oei, TPS., & Yaacob J. (2009) *The efficacy of GCBT for Major Depressive Disorder in Malaysia: A Preliminary report*, In Oei and Tang (eds) Current Research and Practices on Cognitive Behavior therapy in Asia, CBT Unit, Toowong Private Hospital, The University of Queensland, Brisbane, 191-198.

3. Oei, T. P. S. & Dingle, G. (2002) Brief Intensive group cognitive behavior therapy in anxiety disorders In M. Hersen & W. Sledge (Eds.), *Encyclopedia of Psychotherapy* (Vol.1) (pp. 57-

60). New York: Academic Press.

4. Greely, J., & Oei, T.P.S. (1999) Alcohol and tension reduction In T. Blane & K. E. Leonard (Eds.), *Psychological Theories of Drinking and Alcoholism* (2nd ed.) (pp. 14-53). New York: Guilford Press.

5. Oei, T. P. S., & Goh, Y. W. (1998) Issues in the application of behavior therapy and cognitive behaviour therapy in Asia. In T. P. S. Oei (Ed.), *Behavior Therapy and Cognitive Behavior Therapy in Asia* (pp. 7-16). Sydney: Edumedia.

6. Wooding, S., & Oei, T. P. S. (1998) Cross socio-cultural diagnosis of Mood Disorders using the DSM IV: Its application to Aboriginal Australia. In T. P. S. Oei (Ed.), *Behavior Therapy and Cognitive Behavior Therapy in Asia* (pp. 17-32). Sydney: Edumedia.

7. Weir, D. & Oei, T. P. S. (1996) Life Stressors and Mental Health. In M. Clinton & S. Nelson (Eds.), *Mental Health and Nursing Practice* (pp. 23-37). Sydney: Prentice Hall.

8. Weir, D., & Oei, T. P. S. (1996) Mental disorders - Conceptual Framework Classification and Assessment. In M. Clinton & S. Nelson (Eds.), *Mental Health and Nursing Practice* (pp. 161-180). Sydney: Prentice Hall.

9. Weir, D., & Oei, T. P. S. (1996) Serious Mental Disorders In M. Clinton & S. Nelson (Eds.), *Mental Health and Nursing Practice* (pp. 181-200). Sydney: Prentice Hall.

10. Weir, D. & Oei, T. P. S. (1996). Treatment and Nursing Interventions In M. Clinton & S. Nelson (Eds.), *Mental Health and Nursing Practice* (pp. 201-226). Sydney: Prentice Hall.

11. Wiener, K. & Oei, T. P. S. (1995) The role of general self-efficacy in job-seeking behaviour in the unemployed In R. Hicks, P. Creed, W. Patton, & J. Tomlinson (Eds.), *Unemployment Developments and Transitions* (pp. 305-314), Brisbane: Australian Academic Press.

12. Young, R., & Oei, T. P. S. (1995) Drinking Expectancy Profile Drinking Refusal Self-efficacy Questionnaire. In J. Allen & M. Columbus (Eds.), *Assessing Alcohol Problem A Guide to Clinician and Researcher* (pp. 333-338). NIAAA Treatment Series 4, NIH, Washington.

13. Young, R., & Oei, T. P. S. (1995) Drinking Expectancy Profile Drinking Expectancy Questionnaire. In J. Allen & M. Columbus (Eds.), *Assessing Alcohol Problem A Guide to Clinician and Researcher* (pp. 325-329). NIAAA Treatment Series 4, NIH, Washington.

14. Connell, A., Oei, T. P. S., Sirett, N., & Lim, A. (1993) The effects of hypophysiextomy on foot-shock induced analgesia in rats In S. Wang (Ed.), *Proceedings of the 2nd Afro-Asia Psychology Congress* (pp. 817-826), Beijing: Peking University Press.

15. Llamas, M., & Oei, T. P. S. (1993) Cognitive Processes and Cognitive Behavior Therapy for panic disorder with agoraphobia In S. Wang (Ed.), *Proceedings of the 2nd Afro-Asia Psychology Congress* (pp. 710-716). Beijing: Peking University Press.

16. Oei, T. P. S., & Free, M (1993) Cognitive Behaviour Therapy for depression: Where to from here?. In S. Wang (Ed.), *Proceedings of the 2nd Afro-Asia Psychology Congress* (pp. 658-663) Beijing: Peking University Press.

17. Young, R., Oei, T. P. S., & Crook, G. (1993) Alcohol consumption and alcohol advertising In M. Abbot & M. Hull-Brown (Eds.), *Proceedings for the World Mental Health Congres*.

18. Connell, A., Oei, T. P. S., Sirett, N., & Lim, A. (1993) The effects of hypophysextomy on foot-shock induced analgesia in rats. In Wang, S. (Ed) *Proceedings of the 2nd Afro-Asia Psychology Congress*, Peking University Press, Beijing, 817-826.

19. Llamas, M., & Oei, T. P. S. (1993) Cognitive Processes and Cognitive Behavior Therapy for panic disorder with agoraphobia. In Wang, S. (Ed) *Proceedings of the 2nd Afro-Asia*

141

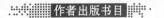

Psychological Congress, Peking University Press, Beijing, 710-716.

20. Oei, T. P. S., & Free, M (1993) Cognitive Behavior Therapy for depression: Where to from here? In Wang, S. (Ed) *Proceedings of the 2nd Afro-Asia Psychological Congress, Peking University Press*, Beijing, 658-663.

21. Oei, T. P. S., & Notowidjojo, F. (1991) Depression and Loneliness in Overseas Asian Students, *Proceedings of the 1st Afro-Asian Psychological Congress*, Lahore, Pakistan, 179-194.

22. Oei, T. P. S., Lim, B., & Young, R. (1989) The efficacy of cognitive behavior therapy in the treatment of problem drinking. In Grenyer, B. & Solowij, N. (Eds.), Cognitive Behavioral Approaches to the Treatment of Drug and Alcohol Problem, *National Drug and Alcohol Research Center Monograph 7*, University of New South Wales, 13-25.

23. Young, R., & Oei, T. P. S. (1989) Grape expectation: the role of alcohol expectancies in problem drinking. In Grenyer, B. & Solowij, N. (Eds.), Cognitive Behavioral Approaches to Drug and Alcohol Problems. *National Drug and Alcohol Research Center Monograph 7*, University of New South Wales, 47-61.

24. Oei, T. P. S., Anderson, L., & Wilks, J (1991) Attitudes and Awareness of Foetal Alcohol Syndrome In B. Stimmel (Ed.), Current psychosocial approaches for drugs and alcohol problems. Howard Press.

25. Oei, T. P. S., & Notowidjojo, F (1991) Depression and Loneliness in Overseas Asian Students. *Proceedings of the 1st Afro-Asian Psychological Congress* (pp. 179-194) Lahore, Pakistan.

26. Oei, T. P. S., Lim, B., & Young, R. (1989) The efficacy of cognitive behavior therapy in the treatment of problem drinking. In B. Grenyer & N. Solowij (Eds.), *Cognitive Behavioral Approaches to the Treatment of Drug and Alcohol Problem* (pp. 13-25) National Drug and Alcohol Research Centre Monograph 7, University of New South Wales.

27. Young, R., & Oei, T. P. S. (1989) Grape expectation: the role of alcohol expectancies in problem drinking. In B. Grenyer & N. Solowij (Eds.), *Cognitive Behavioral Approaches to Drug and Alcohol Problems* (pp. 47-61) National Drug and Alcohol Research Centre Monograph 7, University of New South Wales.

28. Stanton, W., Silva, P., & Oei, T. P. S. (1989) The Origins and Development of an Addictive Behavior: A Longitudinal study of Smoking. *Summary and Recommendations* (pp. 1-16). Dunedin: Dunedin Multidisciplinary Health and Development Research Unit, University of Otago Press.

29. Oei, T. P. S., Egan, A., & Silva, P. (1986) Factors associated with initiation of smoking in nine-year-old children. In B. Stimmel (Ed.), *Alcohol and substance abuse in women and children*. Haworth Press.

30. Oei, T. P. S., & King, M. G. (1981) Catecholamine and aversive learning: A Review. In K. T. Ng & G. Singer (Eds.), *Special Reading in Psychobiology*, Anko Press.

31. Oei, T. P. S., & King, M. G. (1981) Central Catecholamine and peripheral noradrenaline depletion by 6-OHDA and active avoidance learning in rats, In K. T. Ng & G. Singer (Eds.), *Special reading in psychobiology*, Anko Press.

32. Oei, T. P. S., Singer, G., Jefferys, D., Lang, W., & Latiff, A (1978) Schedule-induced self-injection of nicotine, heroin, and methadone by naive rats In F. C. Colpeart & J. Rosecrans (Eds.), *Stimulus Properties of Drugs: Ten Years of Progress* (pp. 503-516). North-Holland: Elsevier.

相关杂志发表的文章

1. Goh, YW., Sawang, S., & Oei, TPS (2010) The Revised Transectional Model (RMT) of

Occupational stress and Coping; An Improved Process Approach, *The Australian and New Zealand Journal of Organizational Psychology*, 3, 13-20.

2. Olsen, S., Smith, S., & Oei TPS. (2010) Cue to starting CPAP in Obstructive Sleep Apnea: Development and validation of the use to CPAP Questionnaire, *Journal of Clinical Sleep Medicine*, (In press).

3. Oei, TPS & Raylu, N. (2010) Gambling Behavior and Motivation: A Cross Cultural Study of Chinese and Caucasions in Australia, *International Journal of Social Psychiatry*, 56, 23-34.

4. Oei, TPS, Dingle, G., & MaCarthy, M. (2010) Urinary Catecholamine levels and Response to Group Cognitive Behavior Therapy for Depression, *Behavioral and Cognitive Psychotherapy*, (In Press-Jan 2010).

5. Campbell, J., & Oei TPS (2010) The Intergenerational transfer of alcohol behaviour from Parents to offsprings: a test of cognitive model, *Addictive Behaviors*, 35, 714-710.

6. Oei, TPS., Raylu, N., & Casey, L. (2010) Effectiveness of Group and Individual Formats of a combined Motivational Interviewing and Cognitive Behavioral Treatment Program for Problem Gamblers: A Randomized Controlled Trial, *Behavioral and Cognitive Psychotherapy*, 38,233-238.

7. Raylu, N., & Oei TPS (2009) Factors Associated with the Severity of Gambling Problem in a Comminity Gambling Treatment Agency, *International Journal of Mental Health and Addiction*, 7, 124-137

8. Wong, SS., Lee, BO., Ang, R., Oei, TPS & Ng, AK (2009) Personality, Health and Coping: A Cross National Study, *Cross-Cultural Research*, 43, 251-279.

9. Oei, TPS & Raylu, N., (2009) The Relationship between Cultural Variables and Gambling Behavior Among Chinese residing in Australia, *Journal of Gambling Studies*, 25, 433-445.

10. Campbell, J & Oei, TPS., (2010) A cognitive model for intergenerational transfer of alcohol use behaviour, *Addictive Behaviors*, 35, 73-83.

11. Cui, L, Teng, X, Li, X., & Oei, TPS., (2010) The Factor Structure and Properties of of the Resiliency Scale in Chinese Undergraduates, *European Journal of Psychological Assessment*, (In Press 3/09).

12. Dingle, G., Oei, TPS & Young, R., (2010) Mechanisms of change in negative thinking and urinary monoamines in depressed patients during acute treatment phase with group cognitive behavior therapy and antidepressant medication, *Psychiatry Research*, 175, 82-89.

13. Oei, TPS & Boschen, M., (2009) Clinical effectiveness of a group cognitive behaviour therapy for anxiety disorders: A benchmark study, *Journal of Anxiety Disorders*, 23, 950-957.

14. Almarri, T., & Oei, T. P. S., (2009). Alcohol and substance use in the Arab region: A review, *International Journal of Psychology*, 44, 222-233.

15. Almarri, T., Oei, TPS & Al-dawi, S., (2009) The Development of a Short Muslim Practice and Belief Scale, *Culture, Mental Health and Religon*, 12, 415-426.

16. Almarri, T., Oei,TPS & Amir, T. (2009) Validation of the AUDIT in a Prison Sample of living in the Arabian Gulf Region, *Substance use and Misuse*, 44 , 14 2001-2014.

17. Almarri, T., Oei, TPS & Rachman, R., (2009) Validation of the Drinking Refusal Self Efficacy Scale for Arabs and Asian Samples, *Addictive Behaviors*, 34, 776-778.

18. Hornsey, M., Dwyer, L., Oei, T .P. S., & Dingle, G. (2009) Group Processes and outcomes in Group Psychotherapy: Is is time to let go of Cohesivness?, *International Journal of Group Psychotherapy*, 59, 269-278.

19. Muhktar, F. & Oei TPS (2009) Exploratory and Confirmatory Factor validation of the BDI for Malays in Malaysia, *Malaysian Journal of Psychiatry*, (in press10/08).

20. Sawang, S., Oei, TPS., Goh, Y., Mansoer, W., Markhum, E & Ranawaka, D. (2010) Confirmatory factor anayses of the Way of Coping Checklist Revised in the Asian Context, *Applied Psychology: An International Review* (in press 20/10).

21. Caballo, V., Salazar, I., Irurtia, M., Arias, B., Hoffmann , S., & CISO-A research team. (2008). Social Anxiety in 18 Nations: Sex and Age Differences. *Behavioral Psychology/Psicologia Conductual*, 16, 163-183.

22. Oei, TPS., & Green., A. (2008). The satisfaction with therapy and therapist scale-revised (STTS_R): Psychometric properties and confirmatory factor analysis. *Professional Psychology: Research and Practice*, 39, 435-442.

23. Olsen, S. Smith, S. & Oei, TPS. (2008). Adherence to Continuous Positive Airway Pressure Therapy in Obstructive Sleep Apnoea sufferers: A theoretical approach to treatment adherence and intervention. *Clinical Psychology Review 28*, 1355–1371.

24. Raylu, N., Oei, TPS., Loo, J., (2008). The Current Status and Future Direction of Self-Help Treatment for Problem Gamblers, *Clinical Psychology Review, 28*, 1372-1385.

25. Oei TPS & Raylu, N. (2008). Gambling Behaviors and Motivation: A Cross Cultural Study of Chinese and Caucasians in Australia, *International Journal of Social Psychiatry*, In Press.

26. AlMarri, T.S.K., Oei, T.P.S. (2008). Alcohol and substance use in the Arabian Gulf: A Review. *International Journal of Psychology*, 1-12. DOI: 10.1080/00207590801888752.

27. Casey, L. M., Oei, T. P. S., Melville, K. M., Bourke, E., & Newcombe, P. (2008). Measuring self-efficacy in gambling: The gambling refusal self-efficacy questionnaire. *Journal of Gambling Studies*, 24, 229-246.

28. Hasking, P., & Oei, T. P. S. (2008), Incorporating coping into an expectancy framework for explaining drinking behaviour. *Current Drugs Abuse Reviews*, 1, 20-35.

29. Lamberton, A., & Oei, T. P. S. (2008). A test of the cognitive content specificity hypothesis in depression and anxiety. *Journal of Behavior Therapy and Experimental Psychiatry*, 39, 23-31.

30. Loo, J., Raylu, N., & Oei, T. P. S. (2008). Gambling among the Chinese: A comprehensive review, *Clinical Psychology Review, 28*, 1152-1166.

31. Oei, T. P. S., & Dingle, G. (2008). A review of group cognitive behaviour therapy for the treatment of unipolar depressive disorder. *Journal of Affective Disorders*, 107, 5-21.

32. Oei, T. P. S., & Gordon, M. (2008). Psychosocial factors related to gambling abstinence and relapse in members of gambling anonymous. *Journal of Gambling Studies*, 24, 91- 105.

33. Oei, TPS. & Mukhtar, F. (2008) Exploration and Confirmation Factor Validation and Psychometric properties of the Automatic Thought Questionnaire for the Malays in Malaysia. *Hong Kong Journal of Psychiatry*, 18, 69-75.

34. Oei, T. P. S., Lin, J., & Raylu, N. (2008). Relationship between gambling cognitions, psychological states and gambling: A cross-cultural study of Chinese and Caucasians in Australia. *Journal of Cross Cultural Psychology*, 39, 147-161.

35. Olsen, S., Smith, S., Oei, TPS., & Douglas, J.(2008). Motivation and Outcome Expectancies Predict Adherence to CPAP before Experience with CPAP. *European Respiratory Journal*, 32(3), 710–717.

36. Smith, S., Oei, TPS., Douglas, J., Brown, I., Jorgensen, G., & Andrews, J. (2008). Confirmatory factor analysis of the Epworth Sleepiness Scale (ESS) in patients with obstructive sleep apnoea. *Sleep Medicine,* 9(7). 739-744.

37. Woo, M., & Oei, T. P. S., (2008). Empirical investigation of the MMPI-2 gender-masculine and gender feminine scales. *Journal of Individual Differences*, 29, 1-10.

38. Raylu, N., & Oei, T. P. S. (2007). Factors that predict treatment outcomes in a community treatment agency for problem gamblers. *International Journal of Mental Health & Addiction*, 5(2), 165-176.

39. Boschen, M., & Oei, T. P. S. (2007). A cognitive behavioural case formulation framework treatment planning in anxiety disorders. *Depression and Anxiety*, 24, 1-13.

40. Boschen, M.., & Oei, T. P. S. (2007). Discriminant validity of the MASQ in a clinical sample. *Psychiatric Research*, 150, 163-171.

41. Hasking, P., & Oei, T. P. S. (2007). Alcohol expectancies, self-efficacy and coping in an alcohol dependent sample. *Addictive Behaviors*, 32, 99-113.

42. Hodges, J., & Oei, T. P. S. (2007). Would Confucius benefit from psychotherapy: The compatibility of Cognitive Behavior Therapy and Chinese Values. *Behavior Research and Therapy*, 45, 901-914.

43. Hornsey, M., Dwyer, L., & Oei, T. P. S. (2007). Beyond Cohesiveness: Reconceptualising the link between group processes and outcome in group psychotherapy. *Small Group Research*, 38, 567-592.

44. Masih, S., Spence, S., & Oei, T. P. S. (2007). Sociotropic and Autonomous Personality and Stressful Life Events as Predictors of Depressive Symptoms in the Postpartum Period. *Cognitive Therapy and Research*, 31, 483-502.

45. Oei, T. P. S., & Baranoff, J. (2007). Young Schema Questionnaire (YSQ): A review of psychometric and measurement issues. *Australian Journal of Psychology*, 59, 78-86.

46. Oei, T. P. S., & Jardim, C. (2007). Alcohol expectancies, drinking refusal self-efficacy and drinking behavior in Asian and Australian students. *Drug and Alcohol Dependence*, 87, 281-287.

47. Oei, T. P. S., & Kwon, S. M. (2007). Evaluation of the Integrated Cognitive Model of Depression and its specificity in a migrant population. *Depression and Anxiety*, 24, 112-123.

48. Oei, T. P. S., Lin, J., & Raylu, N. (2007). Validation of the Chinese Version of the Gambling Related Cognitions Scale (GRCS-C). *Journal of Gambling Studies*, 23, 309-322.

49. Oei, T. P. S., Lin, J., & Raylu, N. (2007). The psychometric properties of the Gambling Urge Scale in Chinese (GUS-C). *International Gambling Studies*, 7, 101-112.

50. Oei, T. P. S., Hasking, P., and Phillips, L. (2007) A comparison of general self efficacy and drinking refusal self efficacy in predicting drinking behaviour, *America Journal of Drug and Alcohol Abuse*, 33, 833-841.

51. Raylu, N., & Oei, T. P. S., (2007). Factors that predict treatment outcomes in a community

treatment agency for problem gamblers. *International Journal of Mental Health and Addiction*, 5, 165-176.

52. Tucker, M., & Oei, T. P. S. (2007). Is group more cost effective then individual cognitive behaviour therapy? The evidence is not solid yet. *Behavioral and Cognitive Psychotherapy*, 35, 77-91.

53. Wong, S., Oei, T. P. S., Ang, R., Lee, B., Ng, A., & Leng, B. (2007). Personality, Meta- mood experience, life satisfaction and anxiety in Australian and Singaporian Students. *Current Psychology*, 26, 109-120.

54. Woo, M., & Oei, T. P. S. (2007). MMPI-2 Profiles of Australian and Singapore patients, *Psychiatry Research*, 150, 153-161.

55. Young, R., Hasking, P., Oei, T. P. S., & Loveday, W. (2007). Validation of the Drinking Refusal Self-Efficacy Questionnaire-Revised in an adolescent sample (DRSEQ-R). *Addictive Behaviors*, 132, 862-868.

56. Armstrong, K., Khawaja, N., & Oei, T. P. S. (2006). Confirmatory Factor Analysis and psychometric properties of the Anxiety Sensitivity Index-Revised in clinical and normative populations. *European Journal of Psychological Assessment*, 22, 116-125.

57. Baranoff, J., Oei, T. P. S., Kwon, S. M., & Cho, J. (2006). The factor structure and internal consistency of the Young Schema Questionnaire (Short Form) in Korean and Australian samples. *Journal of Affective Disorders*, 93, 133-140.

58. Boschen, M., & Oei, T. P. S. (2006). Factor structure of the Mood and Anxiety Symptom Questionnaire does not generalise to an anxious/depressed sample. *Australia and New Zealand Journal of Psychiatry*, 40, 1016-1024.

59. Oei, T. P. S., Bullback, K., & Campbell, J. (2006). Cognitive change process in group cognitive behaviour therapy for depression. *Journal of Affective Disorders*, 92, 231-241.

60. Oei, T. P. S., & Browne, A. (2006). Components of Group Processes: Have they contributed to the outcome of Mood and Anxiety disorder patients in a group cognitive behaviour therapy program? *American Journal of Psychotherapy*, 60, 53-70.

61. Oei, T. P. S., Foong, T., & Casey, L. (2006). Number and type of substances in alcohol and drug related completed suicides in an Australian sample. *Crisis-The Journal of Crisis Intervention and Suicide Prevention,* 27, 72-76.

62. Oei, T.P.S. (2006). *A group Cognitive Behavior Therapy manual for depression* (3rd Ed). Brisbane: CBT Unit, Toowong Private Hospital.

63. McAlinden, N., & Oei, T. P. S. (2006). Validation of the Quality of Life Inventory for patients with anxiety and depression. *Comprehensive Psychiatry*, 47, 307-314.

64. Sawang, S., Oei, T. P. S., & Goh, Y. W. (2006). Are country and culture values interchangeable? A case example using occupational stress and coping, *International Journal of Cross Cultural Management*, 6, 205-219.

65. Woo, M. C., & Oei, T. P. S. (2006). The MMPI-2 gender masculine and gender feminine scales: Gender roles as predictors of psychological health in clinical patients. *International Journal of Psychology*, 41, 413-422.

66. Oei, T. P. S., & Angel, S. (2005). Alcohol expectancies and drinking refusal self-efficacy in children: Developmental and family influences. *Alcohol Research*, 10, 97-103.

67. Arrindell, W., Eisemann, M., Oei, T. P. S., Caballo, V., Sanavio, E., et al. (2005). The short EMBU in Australia, Spain and Venezuela: Factorial invariance and association with sex roles, self-esteem and Eysenckian personality dimensions. *European Journal of Psychological Assessment*, 21, 56-66.

68. Casey, L., Newcombe, P., & Oei, T. P. S. (2005). Cognitive mediation of panic severity: The role of catastrophic misinterpretation of bodily sensations and panic self-efficacy. *Cognitive Research and Therapy*, 29, 187-200.

69. Casey, L., Oei, T. P. S., & Newcombe, P. (2005). Looking beyond the negatives: A time period analysis of positive and negative cognitions and working alliance in cognitive behaviour therapy for panic disorder. *Psychotherapy Research*, 15, 55-68.

70. Morawska, A., & Oei, T. P. S. (2005). Binge drinking in university students: A test of a cognitive model. *Addictive Behavior*, 30, 203-218.

71. Ness, M., & Oei, T. P. S. (2005). The effectiveness of an inpatient group CBT program for alcohol dependence. *The American Journal of Addiction*, 14, 139-154.

72. Ng, K., Ang, R., Lee, B., Wong, S., Oei, T. P. S., & Leng, V. (2005). Do adaptors and innovators subscribe to opposing values? *Creativity Research Journal*, 17, 273-281.

73. Oei, T.P.S. (2005). *A group CBT manual for anxiety, panic and phobia* (3rd Ed). Brisbane: CBT Unit, Toowong Private Hospital.

74. Oei, T. P. S., Hasking, P., & Young, R. (2005). Drinking Refusal Self-Efficacy-Revised (DRSEQ-R): A new factor structure with confirmatory factor analysis. *Drugs and Alcohol Dependence*, 78, 297-307.

75. Oei, T. P. S., Hiberra, H., & O'Brien, A. (2005). Study of the integrated cognitive model of depression among Latin Americans. *Australia and New Zealand Journal of Psychiatry*, 39, 850-857.

76. Oei, T. P. S. (2005). Invited editorial: Coping and alcohol use and abuse disorder. *Addiction Research and Theory*, 13, 407-409.

77. Andrews, J., & Oei, T. P. S. (2004). The roles of depression and anxiety in understanding and treatment of Obstructive Sleep Apnea Syndrome. *Clinical Psychology Review*, 24, 1031-1049.

78. Ang, R., Ng, A., Wong, S., Lee, B., Oei, T. P. S., & Leng, V. (2004). Relationship between big five traits and aggression: A comparison between undergraduates from Australia and Singapore. *Journal of Psychology in Chinese Society*, 5, 291-305.

79. Arrindell, W., Eiseman, M., Richter, J., Oei, T. P. S., Caballo, V., Van der Ende, J., Sanavio, E., Bages, N., Feldman, L., Torres, B., Sica, C., Iwawaki, S., Edelmann, R., Crozier, W., Furnman, A., & Hudson, B. (2004). Phobic Anxiety in 11 nations: Part II Hofstede's dimensions of national cultures predict national-level variations. *Personality and Individual Differences*, 37, 627-643.

80. Casey, L., Oei, T. P. S., & Newcombe, P. (2004). An integrated cognitive model of panic disorder: The role of positive and negative cognitions. *Clinical Psychology Review*, 24, 529-555.

81. Casey, L., Oei, T. P. S., Newcombe, P., & Kenardy, J. (2004). The role of catastrophic misinterpretation of bodily sensations and panic self-efficacy in predicting panic severity. *Journal of Anxiety Disorders*, 18, 325-340.

82. Hasking, P., & Oei, T. P. S. (2004). The complexity of drinking: Interactions between the cognitive and behavioural determinants of alcohol consumption. *Addiction Research and Theory*, 12, 469-488.

83. Lee, N., Greeley, J., Oei, T. P. S., & Dean, A. (2004). Desire to drink in low and high-risk social drinkers: An experimental analogue of impaired control. *Addiction Research and Theory*, 12, 115-124.

84. Oei, T. P. S., & Morawska, A. (2004). A cognitive model of binge drinking: The influence of alcohol expectancies and drinking refusal self-efficacy. *Addictive Behaviors*, 29, 159-179.

85. Oei, T. P. S., & Raylu, N. (2004). Familial influence on offspring gambling: A cognitive mechanism for transmission of gambling behaviour in families. *Psychological Medicine*, 34, 1279-1288.

86. Raylu, N., & Oei, T. P. S. (2004). The Gambling Urge Scale (GUS): Development, confirmatory factor validation and psychometric properties. *Psychology of Addictive Behavior*, 18, 100-105.

87. Raylu, N., & Oei, T. P. S. (2004). The gambling related cognition scale (GRCS): Development, confirmatory factor validation and psychometric properties. *Addiction*, 99, 757-769.

88. Raylu, N., & Oei, T. P. S. (2004). Role of culture in gambling and problem gambling. *Clinical Psychology Review*, 23, 1087-1114.

89. Arrindell, W., Eiseman, M., Richter, J., Oei, TPS., Caballo, V.,Van der Ende, J., Sanavio, E., Bages, N., Feldman, L., Torres, B., Sica, C., Iwawaki, S., Edelmann, R., Crozier,W., Furnman, A., & Hudson, B. (2003). Phobic Anxiety in 11 nations: Part I-Dimensional constancy of the five fear-factor model, *Behavior Research and Therapy*, 41,461-479.

90. Arrindell, W., Eiseman, M., Richter, J., Oei, T.P.S., Caballo, E., Van Der Ende, J., Sanavio, E., Bages, N., Feldman, L., Torres, B., Sica, C., Iwaki, S & Hatzichristou, C. (2003). Masculinity-Femininity as a national characteristic and its relationship with national agoraphobic fear levels: Fodor's sex role hypothesis revitalized. *Behavior Research and Therapy*, 41, 795-807.

91. Lee, N., Oei, TPS., Geeley , J., & Baglioni, T., (2003). Psychometric properties of the Drinking Expectancy Questionnaire: A review of the factor structure and a porposed new scoring methods, *Journal of Studies on Alcohol*, 64, 432-436.

92. Kwon, S.M. & Oei TPS. (2003). Cognitive changes following a group cognitive behavior therapy treatment for depression. *Journal of Behavior Therapy and Experimental Psychiatry*, 34, 73-85.

93. Oei, TPS. & Hasking, P. (2003). Confirmatory Factor Analysis for the QTAQ. *Addictive Behaviors*, 28, 1487-1495.

94. Oei, TPS. & Raylu, N. (2003). Parental influences on offspring gambling, cognitions and behaviour: preliminary findings. *Gambling Research* 15, 8-15.

95. Furlong, M. & Oei, TPS. (2002). Changes in automatic thoughts and dysfunctional attitudes following group psychotherapy. *Behavioral and Cognitive Psychotherapy*, 30, 375-384.

96. Hasking, P. & Oei TPS. (2002). The confirmatory factor analysis of the COPE questionnaire on community drinkers and an alcohol dependent sample. *Journal of Studies on Alcohol*, 63, 631-640.

97. Hasking, P. & Oei TPS. (2002). The differential role of AE, DRSE and coping resources in predicting alcohol consumption in community and clinical samples, *Addiction Research and Theory*, 10, 465-494

98. Oei, TPS. (2002). Invited Commentary: Brief cognitive behavior therapy training does not improve physicians' knowledge and treatment of depression. *Journal of Evidence-based Healthcare*, 6, 182-183.

99. Oei, TPS. & Yeoh, A. (2002). Group CBT is effective in conjunction with antidepressants. Published electronically in the online journal, "Understanding stress, anxiety and depression" www.depression.org.uk for STAND. April.

100. Raylu, N. & Oei, TPS. (2002). Pathological Gambling: A comprehensive Review. *Clinical Psychology Review*, 22, 1009-1061.

101. Oei, T.P.S. (2001). Invited commentary: Non-directive counselling and cognitive behavior therapy have short-term benefits over the usual GP care for depression but are not more cost effective. *Journal of Evidence-based Healthcare*, 5, 2-5.

102. Oei, T.P.S., & Dingle, G. (2001). Cognitive and biological processes in depressed adult outpatients: A test of circular process model. *Journal of Behavior Therapy and Experimental Psychiatry*, 32, 91-104.

103. Hada, M & Oei, T.P.S. (2000) A case study of the sandplay structures and processes with a female university student in Australia. *Kyoto University Archives of Counselling*, 29, 27-37 (in Japanese language).

104. Oei, TPS & Burrows, T. (2000). Alcohol expectancy and drinking refusal self-efficacy: A test of specificity theory. *Addictive Behaviors*, 25, 499-507.

105. Young, R., & Oei, TPS. (2000). The predictive utility of drinking refusal self-efficacy and alcohol expectancy: a dairy-based study of tension reduction. *Addictive Behaviors*, 25, 415-421.

106. Goh, Y.W., & Oei, T.P.S. (1999). Dysfunctional attitudes and occupational stress: A test of the organisational stress model. Psychologia, 42, 1-15.

107. Jackson, L., & Oei, T.P.S. (1999). *Benzodiazepine addiction: A treatment Manual*: Australia Academic Press.

108. Lee, N., Greeley, J., Oei, T. P. S., & Dean, A. (2004). Desire to drink in low and high-risk social drinkers: An experimental analogue of impaired control. Addiction Research and Theory, 12, 115-124.

109. Lee, N., Oei, T. P. S., & Greeley, T. (1999). The interaction of alcohol expectancies and drinking refusal self-efficacy in high and low risk drinkers. *Addiction Research*, 7, 91-102.

110. Lee, N., Oei, T. P. S., & Greeley, J. (1999). The relationship of positive and negative alcohol expectancies to patterns of consumption of alcohol in social drinkers. *Addictive Behaviors*, 24, 359-369.

111. Mansoer, W. D., & Oei, T. P. S. (1999). Predictors of career commitment of Indonesian women workers. *Australian Journal of Psychology*, 51, 29-36.

112. Murphy-Brennan, M., & Oei, T. P. S. (1999). Is there evidence to show that FAS can be prevented? *Journal of Drug Education*, 29, 5-24.

113. Oei, T. P. S., Llamas, M., & Devilly, G. (1999). Cognitive changes and the efficacy of Cognitive Behaviour Therapy with panic disorders with agoraphobia. *Behavioural and Cognitive Psychotherapy*, 27, 63-88.

114. Oei, T. P. S., & Sullivan, L. M. (1999). Cognitive changes following recovery from depression in group cognitive behavior therapy program. *Australia and New Zealand Journal of Psychiatry*, 33, 407-415.

115. Oei, T. P. S., Sweeton, J., Dingle, G., & Chambles, K. (1999). The psychometric properties, reliability and validity of a Quitting Time for Alcohol Questionnaire. *Addictive Behaviors*, 24, 383-398.

116. Khawaja, N., & Oei, T. P. S. (1999). The psychobiology correlates of panic attacks during invivo exposure. *Behavioural and Cognitive Psychotherapy*, 27, 353-367.

117. Oei, T.P.S., & Yeoh, A. (1999). Pre-existing antidepressant medication does not detract or enhance the outcome of a group cognitive behavior therapy for depression. *Australian and New Zealand Journal of Psychiatry*. 33, 70-76.

118. Weiner, K., Oei, TPS. (1999). Predicting job seeking frequency, psychological wellbeing and self-efficacy in the unemployed. *Journal of Employment Counselling*, 36, 67-81.

119. Crook, G.M., & Oei, T.P.S. (1998). A review of systematic and quantifiable methods for estimating the needs of a community for alcohol treatment services. *Journal of Substance Abuse Treatment*. 15, 357-365.

120. Crook, G.M., West, M.E., & Oei, T.P.S. (1998). Comparison of estimates of the prevalence of heavy drinkers in Queensland and local regions. *Australian and New Zealand Journal of Psychiatry*. 32, 504-510.

121. Free, M., Oei, T.P.S., & Appleton, C. (1998). Biological and psychological processes in recovery from depression during cognitive therapy. *Journal of Behavior Therapy and Experimental Psychiatry*. 29, 213-226.

122. Khawaja, N.G., & Oei, T.P.S. (1998). Catastrophic cognitions in panic disorder with and without agoraphobia. *Clinical Psychology Review*. 18, 341-365.

123. Khawaja, N.G., & Oei, T.P.S. (1998). Catastrophic cognitions and the clinical outcome: Two case studies. *Behavioral and Cognitive Psychotherapy*. 26, 271-282.

124. Lassen, K., & Oei, T.P.S. (1998). Effects of maternal cigarette smoking during pregnancy on long term physical and cognitive parameters of child development. *Addictive Behaviors*, 23, 635-653.

125. Oei, T.P.S. (Ed.). (1998). *Behavior Therapy and Cognitive Behavior Therapy in Asia*. Sydney: Edumedia Pty Ltd.

126. Oei, T.P.S., Fergusson, S., & Lee, N.K. (1998). The differential role of alcohol expectancies and drinking refusal self efficacy in problem and non-problem drinkers. *Journal of Studies of Alcohol*. 56, 704-711.

127. Onsworth, T., & Oei, T.P.S. (1998). Depression after traumatic brain injury: Conceptualization and treatment considerations. *Brain Injury*. 12, 735-751.

128. Dingle, G.A. & Oei, T.P.S. (1997). Is alcohol a cofactor of HIV and AIDS? Evidence from immunological and behavioral studies. *Psychological Bulletin*. 122, 56-71.

129. Lamberton, A. & Oei, T.P.S. (1997). Problem gambling in adults: An overview. *Clinical Psychology and Psychotherapy*. 4, 84-104.

130. Oei, T.P.S., & Kazmierczak, T. (1997). Factors associated with dropout in a group cognitive behavior therapy for mood disorders. *Behavior Research & Therapy*. 35, 1025-30.

131. Oei, T.P.S. & Llamas, M. & Evans, L. (1997). Does concurrent drug intake affect the long-term outcome of group cognitive behavior therapy in panic disorder with or without

agoraphobia? *Behavior Research and Therapy*. 35, 851-7.

132. Oei, T.P.S. & Shuttlewood, G. J. (1997). Comparison of specific and nonspecific factors in a group cognitive therapy for depression. *Journal of behavior therapy and experimental psychiatry*. 28, 221-31.

133. Oei, T.P.S. & Loveday, W.A.L. (1997). Management of comorbid anxiety and alcohol disorders: Parallel treatment of disorders. *Drug and Alcohol Review*. 16, 261-274.

134. Roche, P.A. Oei, T.P.S. & Heim, H. M. (1997). Pain in prostate cancer patients with and without metastases. *The Pain Clinic*, 10, 9-17.

135. Oei, T.P.S. (1996). A Group Cognitive Behaviour Therapy Program for Mood Disorders. Brisbane: Cognitive Behaviour Therapy Unit, Toowong Private Hospital.

136. Oei, T.P.S. (1996). *A Group Cognitive Behaviour Therapy Program for Panic Disorder with or without Agoraphobia*. Brisbane: Cognitive Behaviour Therapy Unit, Toowong Private Hospital.

137. Oei, T.P.S., Goh, Y. W., & Kwon, S.M. (1996). A cross-cultural study of the Integrated Cognitive Model of Depression. *Current Psychology of Cognition,* 15, 265-281.

138. Oei, T.P.S. & Shuttlewood, G.J. (1996). Specific and nonspecific factors in psychotherapy: A case of cognitive therapy for depression. *Clinical Psychology Review*, 16, 83-103.

139. Stanton, W.R., Currie, G.D., Oei, T.P.S. & Silva, P.A. (1996). A developmental approach to influences on adolescents' smoking and quitting. Journal of Applied Developmental Psychology, 17, 307-319.

140. Christensen, A.P. & Oei, T.P.S. (1995). Correlates of premenstrual dysphoria in help-seeking women. Journal of Affective Disorders, 33, 47-55.

141. Christensen, A.P. & Oei, T.P.S. (1995).The efficacy of cognitive behavior therapy in treating premenstrual dysphoric changes. *Journal of Affective Disorders*, 33, 57-63.

142. Oei, T.P.S. & Free, M. L. (1995). Do cognitive behavior therapies validate cognitive models of mood disorders? A review of the empirical evidence. *International Journal of Psychology*, 30, 145-180.

143. Wiener, K.. & Oei, T.P.S. (1995). The role of general self efficacy in job-seeking behavior in the unemployed. *Unemployment Developments and Transitions*. Hicks, R., Creed, P., Patton, W. & Tomlinson, J. (Eds). Brisbane: Australian Academic Press., 305-314.

144. Crook, G. M., Oei, T.P.S., & Young, R. M. (1994). Structure of the MAST with an Australian sample of alcoholics. *Drug and Alcohol Review*, 13, 41-46.

145. Khawaja, N.G., Oei, T.P.S., & Baglioni, A.J. (1994). Modification of the Catastrophic Cognitions Questionnaire (CCQ-M) for normals and patients: Exploratory and LISREL analyses. *Journal of Psychopathology and Behavioral Assessment*, 16, 325-342.

146. Kwon, S.M. & Oei, T.P.S. (1994). The roles of two levels of cognitions in the development maintenance, and treatment of depression. *Clinical Psychology Review*, 14, 331-358.

147. Lee, H. C. B. & Oei, T.P.S. (1994). Factor structure, validity, and reliability of the Fear Questionnaire in a Hong Kong Chinese population. *Journal of Psychopathology and Behavioral Assessment*, 16, 189-199.

148. Oei, T.P.S. & Baldwin, A. R. (1994). Expectancy theory: a two-process model of alcohol use and abuse. *Journal of Studies on Alcohol*, 55, 525-34.

149. Oei, T.P.S., Etchells, A. C. & Free, M. L.(1994).The relationship between irrational beliefs and depressed mood in clinically depressed outpatients. *Psychologia An International Journal of Psychology in the Orient*, 37, 219-226.

150. Stanton, W.R., Oei, T.P.S., & Silva, P. A. (1994). Sociodemographic characteristics of adolescent smokers. *International Journal of the Addictions*, 29, 913-925.

151. Baldwin, A. R., Oei, T.P.S., & Young, R. (1993). To drink or not to drink: The differential role of alcohol expectancies and drinking refusal self-efficacy in quantity and frequency of alcohol consumption. *Cognitive Therapy and Research*, 17, 511-530.

152. Dadds, M. R., Gaffney, L. R., Kennedy, J., Oei, T.P.S., & et al. (1993). An exploration of the relationship between expression of hostility and the anxiety disorders. *Journal of Psychiatric research*, 27, 17-26.

153. Heim, H. M., & Oei, T.P.S. (1993). Comparison of prostate cancer patients with and without pain. *Pain*, 53, 159-162.

154. Kenardy, J., Oei, T.P.S., Weir, D., & Evans, L. (1993). Phobic anxiety in panic disorder: Cognition, heart rate, and subjective anxiety. *Journal of Anxiety Disorders*, 7, 359-371.

155. Khawaja, N. G., Oei, T.P.S., & Evans, L. (1993). Comparison between the panic disorder with agoraphobia patients and normal controls on the basis of cognitions affect and physiology. *Behavioral and Cognitive Psychotherapy*, 21, 199-217.

156. Lee, N. K., & Oei, T.P.S. (1993). Exposure and response prevention in anxiety disorders: Implications for treatment and relapse prevention in problem drinkers. *Clinical Psychology Review*, 13, 619-632.

157. Lee, N. K., & Oei, T.P.S. (1993). The importance of alcohol expectancies and drinking refusal self-efficacy in the quantity and frequency of alcohol consumption. *Journal of Substance Abuse*, 5, 379-390.

158. Oei, T.P.S., Hansen, J. & Miller, S. (1993). The empirical status of irrational beliefs in rational emotive therapy. *Australian Psychologist*, 28, 195-200.

159. Spalding, E., & Oei, T.P.S.. (1993). Are males aware of their partner's premenstrual experiences? Psychologia: *An International Journal of Psychology in the Orient*, 36, 92-96.

160. Christensen, A. P., Board, B. J., & Oei, T.P.S. (1992). A psychosocial profile of women with premenstrual dysphoria. *Journal of Affective Disorder*,. 25, 251-259.

161. Christensen, A. P., & Oei, T.P.S. (1992). The relationship between confirmed premenstrual dysphoria and behavior and mood changes. Psychologia: *An International Journal of Psychology in the Orient*, 35, 186-192.

162. Clair, A. L., Oei, T.P.S., & Evans, L. (1992). Personality and treatment response in agoraphobia with panic attacks. *Comprehensive Psychiatry*, 33, 310-318.

163. Etchells, A., & Oei, T.P.S. (1992). *An Assessment and Treatment Manual for Obsessive Compulsive Disorder in Adults*. The University of Queensland, Brisbane.

164. Hawes, E., & Oei, T.P.S. (1992). The menstrual Distress Questionnaire: Are the critics right? *Current Psychology Research and Reviews,* 11, 264-281.

165. Kenardy, J., Evans, L., & Oei, T.P.S. (1992). The latent structure of anxiety symptoms in anxiety disorders. *American Journal of Psychiatry*, 149, 1058-1061.

166. Khawaja, N. G. & Oei, T.P.S. (1992). Development of a catastrophic cognition questionnaire. *Journal of Anxiety Disorders*, 6, 305-318.

167. Kwon, S. M. & Oei, T.P.S. (1992). Differential casual roles of dysfunctional attitudes and automatic thoughts in depression. *Cognitive Therapy and Research*, 16, 309-328.

168. Moylan, A. & Oei, T.P.S. (1992) Is the fear Questionnaire (FQ) a useful instrument for patients with anxiety disorders? Behavior Change, 9, 38-49.

169. Oei, T.P.S. & Baldwin, A. R. (1992). Smoking education and prevention: a developmental model. *Journal of Drug Education*, 22, 155-81.

170. Oei, T.P.S. & Eng, L. (1992). Cross-cultural counselling: A case in Malaysia. *The Afro-Asian Journal of Psychology*, 1, 17-39.

171. Strassberg, D. S., Tilley, D., Bristone, S. & Oei, T.P.S. (1992). The MMPI and chronic pain: A cross-cultural view. *Psychological Assessment,* 4, 493-497.

172. Young, R., Oei, T.P.S., Crook, G. & McCallum, S. (1992). Alcohol advertising, alcohol expectancies and drinking behavior. *Alcohol and Drug Dependence and Disorders of Impulse Control*. Abbot, M. & Evans, K. (Eds). (Ed). Auckland. New Zealand: Mental Health Foundation of New Zealand, 43-52.

173. Arrindell, W. A., Oei, T.P.S., Evans, L., & Van der Ende, J. (1991). Agoraphobic, animal, death-injury-illness and social stimuli clusters as major elements in a four-dimensional taxonomy of self-rated fears: First-order level confirmatory evidence from an Australian sample of anxiety disorder patients. *Advances in Behavior Research and Therapy,*. 13, 227-249.

174. Evans, L., Holt, C.,& Oei, T.P.S.(1991). Long term follow-up of agoraphobics treated by brief intensive group cognitive behavioral therapy. *Australian and New Zealand Journal of Psychiatry*, 25, 343-349.

175. Free, M. L. Oei, T.P.S., & Sanders, M. R. (1991). Treatment outcome of a group cognitive therapy program for depression. *International Journal of Group Psychotherapy*, 41, 533-547.

176. Hennessy, B. & Oei, T.P.S.(1991). The relationship between severity of combat exposure and army status on post-traumatic stress disorder among Australian Vietnam war veterans. Special Issue: Research in anxiety and fear. *Behavior Change*, 8, 136-144.

177. Oei, T.P.S., & Hallam, J. (1991). Behavioral strategies used by long-term successful self-quitters. *International Journal of the Addictions*, 26, 993-1002.

178. Oei, T.P.S., Kenna, d., & Evans, L. (1991). The reliability, validity and utility of the SAD and FNE scales for anxiety disorder patients. *Personality and Individual Differences*, 12, 111-116.

179. Oei, T.P.S., Lim, B., & Young, R. M. (1991). Cognitive processes and cognitive behavior therapy in the treatment of problem drinking. *Journal of Addictive Diseases*, 10, 63-80.

180. Oei, T.P.S., Moylan, A. & Evans, L. (1991). Validity and clinical utility of the Fear Questionnaire for anxiety-disorder patients. *Psychological Assessment*, 3, 391-397.

181. Oei, T.P.S., Tilley, D. & Gow, K. (1991). Differences in reasons for smoking between younger and older smokers. Drug and Alcohol Review, 10, 323-329.

182. Powell, M. B. & Oei, T.P.S. (1991). Cognitive processes underlying the behavior change in cognitive behavior therapy with childhood disorders: A review of experimental evidence.

Behavioral Psychotherapy, 19, 247-265.

183. Stanton, W. R., Silva, P. A. & Oei, T.P.S. (1991). Change in children's smoking from age 9 to age 15 years: the Dunedin Study. *Public Health*, 105, 425-33.

184. Young, R. M., Oei, T.P.S. & Crook, G. M. (1991). Differences in the perception of alcoholic versus non-alcoholic beverage advertisements. *Psychologia An International Journal of Psychology in the Orient*, 34, 241-247.

185. Young, R. M., Oei, T.P.S. & Crook, G. M. (1991). Development of a drinking self-efficacy questionnaire. *Journal of Psychopathology and Behavioral Assessment*, 13, 1-15.

186. Christensen, A. P. & Oei, T.P.S. (1990). Men's perception of premenstrual changes on the Premenstrual Assessment Form. Psychological Reports, 66, 615-619.

187. Harper, H., Oei, T.P.S., Mendalgio, S. & Evans, L. (1990). Dimensionality, validity, and utility of the I-E scale with anxiety disorders. *Journal of anxiety Disorders*, 4, 89-98.

188. Kenardy, J. Evans, L. & Oei, T.P.S. (1990). Attributional style and panic disorder. *Journal of Behavior Therapy and Experimental Psychiatry*, 21, 9-13.

189. Kenardy, J., Oei, T.P.S., & Evans, L. (1990). Hyperventilation and panic attacks. *Australian and New Zealand Journal of Psychiatry*, 24, 261-267.

190. Kenardy, J., Oei, T.P.S., & Evans, L. (1990). Neuroticism and age of onset for agoraphobia with panic attacks. *Journal of Behavior Therapy and Experimental Psychiatry*, 21, 193-197.

191. Khawaja, N. & Oei, T.P.S. (1990). Is there any evidence of cognitive change as a result of cognitive behavior therapy. *Pakistan Journal of Psychology*, 21, 3-29.

192. Konopacki, W., & Oei, T.P.S. (1990). Compulsive and impulsive sexual offences: A diagnostic issue. *Australian and New Zealand Journal of Psychiatry*, 24, 303-306.

193. Kwon, S. M., Evans, L. & Oei, T.P.S. (1990). Factor structure of the mobility inventory for agoraphobia: A validational study with Australian samples of agoraphobic patients. *Journal of Psychopathology and Behavioral Assessment,* 12, 365-374.

194. Oei, T.P.S. & Burton, A. (1990). Attitudes toward smoking 7 to 9 year old children. *International Journal of the Addictions*, 25, 43-52.

195. Oei, T.P.S., Evans, L. & Crook, G. M. (1990). Utility and validity of the STAI with anxiety disorder patients. *British Journal of Clinical Psychology*, 29, 429-432.

196. Oei, T.P.S., Fae, A. & Silva, P. (1990). Smoking behavior in nine year old children. A replication and extension study. *Advances in Alcohol and Substance Abuse*, 8, 85-96.

197. Oei, T.P.S., Foley, J. & Young, R. M. (1990). The in vivo manipulation of alcohol-related beliefs in male social drinkers in a naturalistic setting. *British Journal of Medical Psychology*, 63, 279-286.

198. Oei, T.P.S., Hokin, D. & Young, R. M. (1990). Differences between personal and general alcohol-related beliefs. *International Journal of the Addictions*, 25, 641-651.

199. Oei, T.P.S. & Kerschbaumer, D. M. (1990). Peer attitudes, sex, and the effects of alcohol on simulated driving performance. *American Journal of Drug and Alcohol Abuse*, 16, 135-146.

200. Oei, T.P.S., Lim, B., & Hennessy, B. (1990). Psychological dysfunction in battle: Combat stress reactions and posttraumatic stress disorder. *Clinical Psychology Review*, 10, 355-388.

201. Oei, T.P.S., Wanstall, K. & Evans, L. (1990). Sex differences in panic disorder with agoraphobia. *Journal of Anxiety Disorders,* 4, 317-324.

202. Young, R. M., Knight, R. G. & Oei, T.P.S. (1990). The stability of alcohol-related expectancies in social drinking situations. *Australian Journal of Psychology*, 42, 321-330.

203. Young, R. M., Oei, T.P.S. & Knight, R. G. (1990). The tension reduction hypothesis revisited: An alcohol expectancy perspective. *British Journal of Addiction*, 85, 31-40.

204. Christensen, A. P. & Oei, T.P.S. (1989). Correlates of confirmed premenstrual dysphoria. *Journal of Psychosomatic Research,* 33, 307-313.

205. Christensen, A. P., Oei, T.P.S. & Callan, V. J. (1989). The relationship between premenstrual dysphoria and daily ratings dimensions. *Journal of Affective Disorders*, 16, 127-132.

206. Eng, L. & Oei, T.P.S. (1989). The challenges of cross-cultural counselling in Malaysia socio-cultural, religious and racio-political issues. *Journal Psikilogi Malaysia*, 5, 5-22.

207. Free, M. L. & Oei, T.P.S. (1989). Biological and psychological processes in the treatment and maintenance of depression. *Clinical Psychology Review*, 9, 653-688.

208. Gross, P. R., Oei, T.P.S. & Evans, L. (1989). Generalized anxiety symptoms in phobic disorders and anxiety states: A test of the worry hypothesis. *Journal of Anxiety Disorders*, 3, 159-169.

209. Hill, C. V., Oei, T.P.S. Y Hill, M. A. (1989). An empirical investigation of the specificity and sensitivity of the Automatic Thoughts Questionnaire and Dysfunctional Attitudes Scale. *Journal of Psychopathology and Behavioral Assessment,* 11, 291-311.

210. Jordan, M. C. & Oei, T. P. S. (1989). Help-seeking behavior in problem drinkers: a review. *British Journal of Addiction,* 84, 979-88.

211. Kenardy, J. Evans, L. & Oei, T.P.S.(1989). Cognitions and heart rate in panic disorders during everyday activity. *Journal of Anxiety Disorders*, 3, 33-43.

212. Oei, T.P.S. & Barber, C. (1989). Cognitive strategies used to rehearse positive self-statements. *Psychologia An International Journal of Psychology in the Orient*, 32, 203-210.

213. Oei, T.P.S., Duckham, S. & Free, M. (1989). Does cognitive behavior therapy support cognitive models of depression? Special Issue: Depression: Treatment and theory. *Behavior Change*, 6, 70-75.

214. Oei, T.P.S., Gross, P. R. & Evans, L. (1989). Phobic disorders and anxiety states: How do they differ? *Australian and New Zealand Journal of Psychiatry*, 23, 81-88.

215. Stanton, W., Silva, P. & Oei, T.P.S. (1989). Prevalence of smoking in a Dunedin sample followed from age 9 to 15 years. *New Zealand Medical Journal*, 102, 637-9.

216. Wanstall, K., & Oei, T. P. S. (1989). Delicate wrist cutting behavior in adult psychiatric patients: A review. *Australian Psychologist*, 24, 13-25.

217. Young, R. M. & & Oei, T. P. S. (1989). *Grape expectation: The role of alcohol expectancies in problem drinking.* Cognitive Behavioral Approaches to the Treatment of Drug and Alcohol Problem, National Drug and Alcohol Research Centre, University of New South Wales, National Drug and Alcohol Research Centre, University of New South Wales.

218. Evans, L. E., Oei, T. P. S. & Hoey, H. (1988). Prescribing patterns in agoraphobia with panic attacks. *Medical Journal of Australia*, 148, 74-7.

219. Kenardy, J., Evans, L. & Oei, T. P. S. (1988).The importance of cognitions in panic attacks. *Behavior Therapy,* 19, 471-483.

220. Kenardy, J., Oei, T. P. S., Ryan, P. & Evans, L. (1988). Attribution of panic attacks: Patient perspective. *Journal of Anxiety Disorders*, 2, 243-251.

221. Kenardy, J., Oei, T. P. S., Ryan, P. & Evans, L. (1988). Attribution of panic attacks: Patient perspective. *Journal of Anxiety Disorders*, 2, 243-251.

222. Konopacki, W. P. & Oei, T. P. S. (1988). Interruption in the maintenance of compulsive sexual disorder: Two case studies. *Archives of Sexual Behavior*, 17, 411-419.

223. Oei, T. P. S. & Pacey, P. (1988). Changes in cognition's for social drinkers in a naturalistic setting. *Addictive Behaviors*, 13, 45-49.

224. Oei, T. P. S., Cavallo, G. & Evans, L. (1987). Utility of Fear Survey Schedule with Australian samples of anxiety disorder patients. *Journal of Behavior Therapy and Experimental Psychiatry*, 18, 329-336.

225. Oei, T. P. S. & Fea, A. (1987). Smoking prevention program for children: A review. *Journal of Drug Education,* 17, 11-42.

226. Oei, T. P. S. & Mewett, A. (1987). The role of alcohol-dependent self-statements on drinking behavior in a public bar. *British Journal of Addictions*, 22, 905-915.

227. Oei, T. P. S. & Young, R. M. (1987). The roles of alcohol-related self-statements in social drinking. *International Journal of the Addictions*, 22, 905-915.

228. Tripp, G., McNaughton, N. & Oei, T. P. S. (1987). Naloxone blocks the effects of chlordiazepoxide on acquisition but not performance of differential reinforcement of low rates of response (DRL). *Psychopharmacology*, 91, 112-118.

229. Campbell, K. I. & Oei, T. P. S. (1986). Failure to demonstrate schedule-induced hyperphagia with a fixed time 1-minute water delivery schedule. *Physiology and Behavior*, 36, 839-844.

230. Oei, T. P. S., Anderson, L. & Wilks, J. (1986). Public attitudes to and awareness of Fetal Alcohol Syndrome in young adults. Journal of Drug Education, 16, 135-147.

231. Oei, T. P. S. & Jones, R. (1986). Alcohol-related expectancies: Have they a role in the understanding and treatment of problem drinking? *Advances in Alcohol and Substance Abuse*, 6, 89-105.

232. Oei, T. P. S. & Young, R. M. (1986). The effects of tolerance on state-dependent learning in social drinkers. *Addictive Behaviors*, 11, 213-218.

233. Oei, T. P. S. (1986). The roles of positive and negative self statements in socially anxious females. *Behavior Change*, 3, 142-149.

234. Oei, T. P. S., Egan, A. & Silva, P. (1986). Factors associated with initiation of smoking in nine year old children. *Alcohol and Substance Abuse in Women and Children*. Stimmel, B. E. (Ed): Haworth Press.

235. Noon, D. & Oei, T.P.S. (1985). *The Treatment of Parasuicide*. The University of Queensland, Brisbane.

236. Oei, T. P. S. (1984). Body weight reduction by water deprivation and schedule-induced phenomena. *Australian Journal of Psychology*, 36, 97-102.

237. Oei, T. P. S., Brasch, P. & Silva, P. A. (1984). The prevalence of smoking among Dunedin nine-year olds. New Zealand Medical Journal, 97, 528-31.

238. Oei, T. P. S. & Jackson, P. R. (1984). Some effective therapeutic factors in group cognitive-behavioral therapy with problem drinkers. *Journal of Studies on Alcohol*, 45, 119-123.

239. Egan, A., & Oei, T.P.S. (1983). *A Five Session Smoking Prevention Intervention Program for Primary School Children*. Department of Psychology, Otago University, Dunedin, New Zealand.

240. Lim, A. T., Oei, T. P. S. & Funder, J. W. (1983). Prolonged foot-shock induced analgesia: glucocorticoids and non-pituitary opioids are involved. *Neuroendocrinology*, 37, 48-51.

241. Madden, C., Oei, T. P. S. & Singer, G. (1983). The 'Direct' pharmacological effects of heroin on operant responding The yoked operant procedure. *Psychopharmacology*, 80, 331-337.

242. Martin, A., Pilotto, R., Singer, G. & Oei, T. P. S. (1983). The suppression of ethanol self injection by buprenorphine. *Pharmacology, Biochemistry and Behavior*,. 19, 985-986.

243. Oei, T. P. S. (1983). Effects of body weight reduction and food deprivation on cocaine self-administration. *Pharmacology, Biochemistry and Behavior*, 19, 453-455.

244. Hammond, P. D. & Oei, T. P. S. (1982). Social Skills Training and Cognitive Restructuring with sexual unassertiveness in women. *Journal of Sex and Marital Therapy*, 8, 297-304.

245. Lim, A. T., Wallace, M., Oei, T. P. S., Gibson, S., Romas, N., Pappas, W., Clements, J. & Funder, J. W. (1982). Foot shock analgesia. Lack of correlation with pituitary and plasma immunoreactive-betaendorphin. *Neuroendocrinology*, 35, 236-41.

246. Oei, T. P. S. & Jackson, P. R. (1982). Social skills and cognitive behavioral approaches to the treatment of problem drinking. *Journal of Studies on Alcohol*, 43, 532-547.

247. Singer, G., Oei, T. P. S. & Wallace, M. (1982). Schedule-induced self-injection of drugs. *Neuroscience and Biobehavioral Reviews*, 6, 77-83.

248. Tucker, A. & Oei, T. P. S.(1982). Protein synthesis inhibition and amnesia for saccharin aversion memory in rats after intracisternal administration of cycloheximide. *Physiology and Behavior*, 28, 1025-1028.

249. Frid, M., Singer, G., Oei, T. P. S. & Rana, C. (1981). Reactions to ischemic pain: Interactions between individual, situational, and naloxone effects. *Psychopharmacology*, 73, 116-119.

250. Gardner, P. & Oei, T. P. S. (1981). Depression and self-esteem: An investigation that used behavioral and cognitive approaches to the treatment of clinically depressed clients. *Journal of Clinical Psychology*, 37, 128-135.

251. Oei, T. P. S. & Tan, E. S. (1981). Companion program by university students and behavioral change in female chronic schizophrenics. *Journal of Clinical Psychology*, 37, 96-100.

252. Papasava, M., Oei, T.P.S. & Singer, G.(1981). Low dose cocaine self administration by native rats: Effects of body weight and a fixed time one minute food delivery schedule. *Pharmacology, Biochemistry and Behavior*, 15, 485-488.

253. Wallace, M. & Oei, T. P. S. (1981). Differences in schedule-induced behavior as a function of reinforcer in humans. *Physiology and Behavior*, 27, 1027-1030.

254. Armstrong, K., Smith, D., Ng, K.T., & Oei, T.P.S. (1981). Influence of darkness and

exogenous melatonin on rat self-administration of ethanol. In C.D. Matthews & R. F. Seamark (Eds.), *Pineal Function* ((pp.27-39). Amsterdam, Elsevier/North Holland: Biomedical Press.

255. Hollands, G. B., Oei, T. P. S. & Turecek, L. R. (1980). An evaluation of a behavior therapy programme as an intervention treatment for the fear of withdrawal with heroin-dependent persons. *Drug and Alcohol Dependence*, 5, 153-60.

256. Madden, C., Oei, T. P. S. & Singer, G. (1980). The effect of schedule removal on the maintenance of heroin self-injection. *Pharmacology, Biochemistry and Behavior*, 12, 983-6.

257. Oei, T. P. S. (1980). Reversal of schedule-induced self-injection of heroin by naloxone. *Pharmacology Biochemistry Behavior*, 13, 457-9.

258. Oei, T. P. S. & Jackson, P. (1980). Long-term effects of group and individual social skills training with alcoholics. *Addictive Behaviors*, 5, 129-136.

259. Oei, T. P. S. & King, M. G. (1980). Catecholamines and aversive learning: A review. Neuroscience and Biobehavioral Reviews, 4, 161-73.

260. Oei, T. P. S., Singer, G. & Jefferys, D. (1980). The interaction of a fixed time food delivery schedule and body weigh on self-administration of narcotic analgesics. *Psychopharmacology*, 67, 171-176.

261. Smith, D., Oei, T. P. S., Ng, K. T. & Armstrong, S. (1980). Rat self administration of ethanol: Enhancement by darkness and exogenous melatonin. *Psychological and Behavior*, 25, 449-455.

262. Bulow, H., Oei, T. P. S. & Pinkey, B. (1979). Effects of contingent social reinforcement with delusional chronic schizophrenic men. *Psychological Reports*, 44, 659-666.

263. Fyffe, A. E. & Oei, T. P. S. (1979). Influence of modelling and feedback provided by the supervisors in a microskills training program for beginning counsellors. *Journal of Clinical Psychology*, 35, 651-656.

264. Jefferys, D. Oei, T. P. S. & Singer, G. (1979). A reconsideration of the concept of drug dependence. *Neuroscience and Biobehavioral Reviews*, 3, 149-153.

265. Leonard, D., Oei, T.P.S., & Tudehope, J. (1979). *Eight Sessions Assertive Training Program for In and Out Patients of Laurandel Hospital*. LaTrobe University.

266. Madden, C., Singer, G. & Oei, T. P. S. (1979). The involvement of interceptive factors in the maintenance of heroin-seeking behavior. *Pharmacology Biochemistry and Behavior*, 11, 445-8.

267. Oei, T. P. S. & Singer, G. (1979) Effects of a fixed time schedule and body weight on ethanol self-administration. *Pharmacology Biochemistry and Behavior*, 10, 767-70.

268. Oei, T. P. S. (1979). Catecholamine depletion by 6 Hydroxydopamine and aversive learning central and peripheral studies. *Psychology*. Newcastle, N.S.W., The University of Newcastle. Dissertation Abstract XXXIX,12.

269. Jackson, P. & Oei, T. P. S. (1978). Social skills training and cognitive restructuring with alcoholics. *Drug and Alcohol Dependence*, 3, 369-374.

270. Oei, T. P., & King, M. G.(1978). Central catecholamine and peripheral noradrenaline depletion by 6- hydroxydopamine and active avoidance learning in rats. *Journal of*

Comparative and Physiological Psychology, 92(1), 94-108.

271. Oei, T. P. S. & King, M. G. (1978). Central catecholamine and peripheral noradrenaline depletion: Effects on one-way trace-conditioning. Pharmacology, *Biochemistry and Behavior*, 8, 25-29.

272. Oei, T. P. S. & King, M. G. (1978). Effects of extended training on rats depleted of central and/or peripheral catecholamines. *Pharmacology, Biochemistry and Behavior*, 9, 243-247.

273. Oei, T. P. S. & Ng, C. P. (1978). 6-Hydroxxydopamine induced catecholamine depletion and passive avoidance learning in rats. *Pharmacology, Biochemistry and Behavior*, 8, 553-556.

274. Oei, T. P. S., Singer, G., Jefferys, D., Lang, W. & Latiff, A. (1978). Schedule induced self injection of nicotine, heroin, and methadone by naïve rats. Stimulus Properties of Drugs: *Ten years of Progress*. Colpeart, F.C.A.R., J. (Eds.) North Holland. Elsevier, 503 516.

275. Oei, T. P. S. & Chopra, P. (1975). Student feedback and teacher behavior. *The Australian University*, 13, 148-159.

276. Vajda, J. A., Ding, M. G. & Oei, T. P. S. (1975). Methadone dependence in the rat. *Psychopharmacologia*, 42, 255-61.